KB190954

나는 왜 졸릴까?

홍승철 교수의 **기면병 이야기**

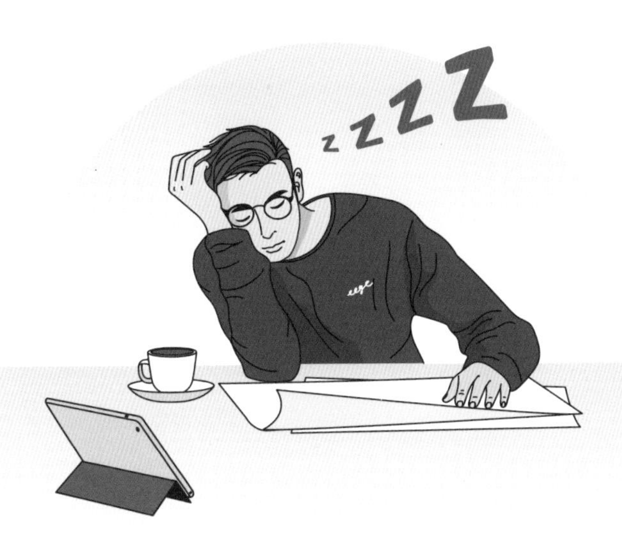

홍승철, 김예영 지음

버릇처럼 커피를 들이켜고

시간에 쫓기며 살아가는 일상 속에서,

졸음은 골치 아픈 방해꾼이 되곤 한다.

하지만

당신의 쏟아지는 졸음은 단순히

부산스러운 삶의 부산물이 아닐 수도 있다.

저자소개

홍승철 교수

현) 가톨릭대학교 성빈센트병원 정신건강의학과 교수
현) 가톨릭대학교 성빈센트병원 수면센터장
현) 미국수면의학전문의(American Board of Sleep Medicine)

홍승철 교수는 1992년부터 가톨릭대학교 성빈센트병원 정신건강의학과에서 진료를 하고 있으며, 1998년 미국 스탠퍼드 의대 수면클리닉과 기면병연구센터에서 연수한 것을 계기로 기면병 연구와 치료에 힘써왔다. 2017년 아시아기면병·과수면증학회의 창립을 주도하며 초대회장을 맡았고, 2015년 세계수면학회의 국내 유치 및 개최를 이끌었으며 현재는 한국수면학회 회장, 아시아수면학회 부회장을 맡고 있다. 기면병을 비롯한 수면장애에 대하여 다수의 논문을 작성하며 활발한 학술 활동을 이어오고 있다.

전국에서 찾아오는 기면병 환자들을 진단하고 치료하면서 EBS '명의', KBS '생로병사의 비밀' 등의 TV프로그램에 출연하여 기면병에 대한 대중적 관심을 높이고자 애써왔다. 2002년부터 23년째 간담회를 주최하며 기면병 환우들과 소통하는데 힘쓰고 있다. 30여 년간의 임상과 연구 활동을 담아, 기면병을 잘 설명할 수 있는 책이 되길 바라며 펜을 들었다.

학력

1993~1997 가톨릭대학교 정신과학 박사
1987~1989 가톨릭대학교 예방의학 석사
1979~1985 가톨릭대학교 의학 학사

경력

2017~현재 성빈센트병원 수면센터 센터장
2007~2018 성빈센트병원 정신건강의학과 임상과장
2003~현재 성빈센트병원 정신건강의학과 교수
2003~2017 스탠퍼드 대학 방문교수

연수

1998~1999 미국 스탠퍼드대학 수면클리닉

연구 및 학회활동

2023~2025 아시아수면학회 부회장
2019~현재 한국수면학회 회장
2018~2019 아시아수면학회 사무총장
2018 기면병환우협회 감사패 수상
2018 가톨릭중앙의료원 영성구현 진료 부문(정신건강의학과, 기면병) 우수상
2017~2019 아시아기면병·과수면증학회 초대회장
2013~2014 대한수면학회 회장
2012~2015 세계수면학회(WASM 2015) 조직위원회 사무총장
2006~2009 세계수면무호흡학회(WCSA 2009) 조직위원회 사무총장

저자소개

김예영 수련의

"어떻게 뇌 안의 작은 소동이 우리 행동에 이렇게 큰 변화를 일으킬 수 있을까?"

대학을 졸업할 무렵, 누구보다 밝고 의욕적이었던 사람이 우울증 때문에 돌처럼 무기력해지는 것을 보았습니다. 눈에 보이지도 않을 만큼 작은 신경전달물질의 변화가 어떻게 이렇게까지 삶을 뒤흔들 수 있을까? 이를 계기로 저는 의과대학에 진학하게 됐습니다.

의학을 공부하면서도 마음 속 깊이 자리한 질문은 여전했습니다. 정신과 실습을 통해 그 답을 조금씩 찾아가던 중, 성빈센트병원에서 수면질환을 오랫동안 연구해 오신 홍승철 교수님을 만나게 되었고, 기면병이라는 아직 잘 알려지지 않은 수면질환에 대해 알게 되었습니다. 이후 한국수면학회 학술대회에서 환우분들의 절박한 목소리를 들으며, 기면병이 삶 전반에 얼마나 큰 영향을 미치는지를 체감했습니다. 그때 마침 교수님께서 기회를 주셔서 이 책의 집필에 참여할 수 있었습니다.

책을 쓰면서, 기면병 환우들에게 실질적인 도움이 될 내용을 알차게 담고자 노력했습니다. 그리고 누구나 쉽게 읽고 이해할 수 있도록 구성하고자 했습니다. 단 한 분이라도 책을 통해 위로와 도움을 받을 수 있다면 그보다 큰 보람은 없을 것입니다.

기면병 연구의 권위자이신 홍승철 교수님께서 아낌없는 가르침과 인내로 집필 과정을 이끌어주심에 깊이 감사 드립니다. 또한 든든한 지지가 되어준 사랑하는 남편과 가족에게 고마움을 전합니다. 이 책이 기면병이 더 많은 관심을 받는 소중한 첫 걸음이 되기를 바랍니다.

학력

2023 가톨릭중앙의료원 수련의
2019~2023 가톨릭대학교 의학 학사
2014~2018 고려대학교 생명공학부 학사

감사의 글

25년간 진료실에서 함께 해주신 기면병 환우들께 제일 먼저 깊은 감사를 드립니다. 여러 환우들이 수기를 작성해주셨고, 이 책에 싣는 것을 허락해주셨습니다. 환우들의 수기는 독자들이 기면병의 실제 모습을 이해하는데 커다란 역할을 할 것입니다.

필자가 1998년경 미국 스탠퍼드 의과대학 수면클리닉에서 연수를 받을 때 지도해주셨던 크리스티앙 길미노(Christian Guilleminault) 교수님께 감사의 말씀을 전합니다. 수면 의학의 발전에 지대한 공헌을 한 길미노 교수님은 세계수면학회를 한국에서 두 번이나 개최할 수 있게 도와주셨고, 한국을 방문할 때마다 국내 기면병 환자 · 보호자 간담회에 참석하여 환우들에게 용기를 북돋아 주셨습니다.

스탠퍼드 의과대학 기면병 센터가 설립될 때부터 지금까지 책임자로 재직 중이신 엠마뉴엘 미뇨(Emmanuel Mignot) 교수님께 감사의 말씀은 전합니다. 기면병 연구의 세계적 권위자인 미뇨 교수님은 기면병의 원인이 되는 하이포크레틴(오렉신)을 발견한 공로를 인정 받아, 노벨상에 비견되는 브레이크스루 과학상을 2023년에 수상하셨습니다. 필자와는 연수 시절에 만나 25년 이상 연구를 함께 하며 각별한 관계를 맺어오고 있습니다. 미뇨 교수님은 2002년에 처음 한국에 방문하였을 때 마침 성빈센트병원에서 열린 기면병 환자 · 보호자 간담회의 첫 모임에 참석하여 축하 및 강의를 해주셨습니다.

이성필 교수님은 필자가 수면의학을 시작하게 된 계기를 만들어주셨고, 한국수면학회를 창립하는데 주역을 맡아 회장을 역임하며 우리나라 수면의학의 시작을 함께 하셨습니다.

한진희 교수님은 기면병 환자 · 보호자 간담회를 시작할 무렵에 조언과 지원을 아끼지 않고 격려해주셨습니다. 이 모임은 기면병 환우협회 결성의 계기가 되기도 했습니다.

이 책을 쓸 수 있도록 수년 전부터 많은 조언을 준 이한 한국 기면병 환우협회 회장님께도 감사의 말을 전합니다. 회장님은 2007년 한국 기면병 환우협회를 창립하여 <희귀질환 산정특례>에 기면병 포함, <병역판정 신체검사 등 검사 규칙>에 기면병 항목 신설, <장애정도 판정기준>에 기면병 포함 등 관련 입법 청원 및 개정에 앞장서며 환우들의 권익증진을 위해 노력하고 있습니다.

마지막으로, 지난 25년 동안 기면병 연구와 환자 치료에 도움을 주신 성빈센트병원 수면 검사실의 젬마 수녀님, 그리고 박병학, 정지원, 권도윤 수면기사님들, 전공의 선생님들, 스탭 정종현, 서호준, 김태원, 엄유현, 김영찬, 김수형 선생님과 건강보험심사평가원 기면병 자료를 함께 분석 연구한 오지혜 선생님께도 깊은 감사를 표합니다. 또한 바쁜 가운데 집필을 함께 해준 김예영 선생님에게도 깊은 감사를 드립니다.

나의 병원 근무를 묵묵히 뒷받침해주며 지원을 아끼지 않았던 가족들, 사랑하는 아내와 두 딸에게도 고맙다는 말을 전합니다.

돌이켜보면 수많은 분들의 노력과 헌신 덕분에 기면병 연구와 환자 치료가 발전할 수 있었습니다. 감사합니다.

이 책을 통해 기면병에 대한 이해와 관심이 더욱 높아지길 바랍니다.

기면병은 일반인에게는 잘 알려지지 않은 희귀한 질환이지만, 그로 인한 삶의 어려움은 많은 이들에게 깊은 영향을 미칩니다.

홍승철 교수께서 집필하신 이 책은 기면병을 처음 접하는 사람부터 이미 투병 중인 환자와 그 가족, 그리고 관련 전문가들에게까지 큰 도움이 되는 소중한 지침서입니다.

기면병은 진단이 어렵고, 복잡한 증상으로 인하여 환자 개인의 삶에 큰 영향을 미치는 질환입니다. 그럼에도 불구하고 대중적 인식과 이해는 여전히 부족한 실정입니다. 홍승철 교수님은 다년간의 연구와 진료 경험을 바탕으로, "나는 왜 졸릴까?"라는 질문에서 출발하여 기면병의 증상, 진단, 치료 방법, 그리고 환자와 가족의 삶에 이르기까지 전 과정을 학문적 깊이와 따뜻한 시선을 가지고 접근하고 있습니다. 이 책은 특히, 환자와 가족이 겪는 현실적인 어려움과 그에 대한 해결책을 구체적으로 제시하며, 의료진과 정책 입안자에게도 귀중한 통찰을 제공합니다.

기면병 환자의 삶의 질을 높이는 데 필요한 의학적 정보와 사회적 제도를 종합적으로 담아낸 이 책은, 기면병과 함께 살아가는 이들에게 큰 위로와 실질적인 도움을 줄 것입니다.

홍승철 교수님의 전문성과 헌신이 담긴 이 책은 단순히 정보를 제공하는 데 그치지 않고, 기면병 환자와 가족들이 자신의 삶을 온전히 살아갈 수 있는 용기와 희망을 주고 있습니다. 바라건대 이 책이 많은 이들에게 기면병 이해의 길잡이가 되어, 더 많은 지원 속에서 기면병을 극복하는 행복한 삶을 만들어 주기를 바랍니다.

가톨릭대학교 의과대학 명예교수 **이 성 필**

추천사

일상 생활을 하다 보면 낮에 졸릴 수도 있지만, 일상 기능을 제한할 정도로 졸린다면 이는 질병으로 간주하고 원인 질환을 파악해야 한다.

서점에는 잠과 불면증에 관한 책들이 넘쳐나고 있지만, 낮 동안 졸리는 문제와 기면병만을 본격적으로 다룬 책은 지금까지 드물었다.

저자는 수면의학과 기면병을 오랜기간 연구해온 국내 최고의 기면병 전문가로, 독보적인 지식과 경험으로 기면병의 A to Z를 책에 눌러 담았다.

특히, 공부에 전념하고, 군 복무를 하고, 직업 생활을 유지해야 할 기면병 환우들의 애환을 누구보다 잘 이해하는 저자는, 임상에서 만나온 수많은 기면병 환우들에 대한 응원과 애정을 책 속에 차분하게 녹여내었다. 책을 읽으며, 내가 만나온 환우들의 얼굴이 눈에 밟혔다.

서울아산병원 정신건강의학과 교수 **정 석 훈**

오랜 벗, 홍승철 교수가 대중을 위한 기면병 서적 <나는 왜 졸릴까?>를 저술했습니다. 저는 평소 매스 미디어를 통해서 기면병은 아무 때나 잠이 드는 병 정도로 알고 있었습니다.

그런데 이 책을 읽어보니 기면병은 과다한 주간 졸음을 비롯하여 탈력발작, 가위눌림, 입면과 출면 환각, 야간 수면장애 등 여러 증상이 있는 복합적인 수면장애라는 것을 알게 되었습니다.

이 책은 자칫 딱딱할 수 있는 기면병이라는 주제를 풍부한 임상 경험과 연구를 바탕으로 풀어냈습니다. 특히 기면병 환자들의 생생한 수기는 기면병이 일상에 미치는 영향을 진솔하게 보여줍니다.

소설 <돈키호테>로 유명한 스페인의 작가 미겔 데 세르반테스는 "수면은 피로한 마음의 가장 좋은 약이다."라고 했습니다. 그렇지만 기면병 환자들에게 잠은 병입니다. 이 책이 기면병 환자와 그 가족들께 좋은 약, 기면병이 궁금하거나 의심되는 분들에게 좋은 안내서가 되기를 바랍니다.

마지막으로, 25년 동안 수면의학에 헌신한 홍승철 교수에게 경의를 표합니다.

前) 수원시장, 現) 국회의원 **염 태 영**

홍승철 교수님은 기면병이 영화나 드라마 같은 매체를 통해 널리 알려지기 이전부터 기면병에 대한 연구 및 진료에 매진 중이시고, 2002년부터 매년 환우들과 보호자들을 위한 간담회와 세미나를 주최하고 계십니다.

환우협회에서 <병역판정 신체검사 등 검사규칙> 기면병 항목 신설과 <희귀질환> 지정 등 입법 청원을 할 때마다 교수님께서 자문해 주시며 기면병이라는 수면장애를 앓는 사람들이 사회에서 이해 받을 수 있도록 힘써 주셨습니다.

그럼에도 불구하고 저는 환우협회를 운영하면서 환자 본인들조차 기면병에 대한 이해도가 여전히 낮다는 것을 절실히 느꼈습니다. 때마침 홍 교수님께서 누구나 알기 쉬운 기면병 서적을 저술하셨습니다.

건강보험심사평가원에 따르면, 현재 우리나라의 기면병 환자 수는 2015년 3,433명에서 2023년 7,917명으로, 8년 사이에 두 배 이상 증가하였습니다. 이는 기면병에 대한 인식과 치료, 연구의 필요성이 더욱 커지고 있음을 보여줍니다.

이 책은 기면병을 환우들이 직접 쓴 생생한 수기를 비롯하여, 지금까지 의학적으로 밝혀진 기면병에 관한 거의 모든 내용이 담겨있습니다. 이 책을 통해 환자들이 자신을 더 잘 이해할 수 있게 되고, 기면병에 대한 대중들의 오해와 편견이 해소되기를 기대해 봅니다.

'나는 왜 졸릴까?'라고 걱정만 하지 마시고, <나는 왜 졸릴까?>를 통해 확실한 답을 얻으시길 바랍니다.

한국 기면병 환우협회장 **이 한**

서문

"나는 왜 이렇게 잠이 많을까?"

버릇처럼 커피를 들이켜고 시간에 쫓기며 살아가는 일상 속에서, 졸음은 골치 아픈 방해꾼이 되곤 한다. 하지만 당신의 쏟아지는 졸음은 단순히 부산스러운 삶의 부산물이 아닐 수도 있다.

기면병은 갑자기 졸음이 쏟아지는 수면발작과 심각한 낮졸림증을 특징으로 하는 희귀한 수면 질환이다. 하지만 누구나 졸음을 느끼기 때문에 증상이 생겨도 이를 병이라고 인식하기가 쉽지 않다. 기면병의 또 다른 증상인 '탈력발작'은 웃거나 화를 낼 때 갑자기 몸에 힘이 빠지는 생소한 증상이다. 그래서 어떤 병원을 가야 하는지도 고민될 뿐만 아니라, 막상 병원을 찾아도 의사가 희귀한 기면병에 대해 운 좋게 알고 있지 않는 이상 바로 진단 내리기가 어렵다.

필자가 2019년도 6월 EBS <명의> '잠의 경고, 불면과 졸음' 편에 출연하여 소개했던 분도 그러하였다. 그는 젊은 시절부터 심한 낮졸림증과 탈력발작 증상이 있어 사업을 꾸리는데 어려움이 많았다. 가족들도 그를 걱정하며 함께 여러 병원을 찾았지만 정확한 원인을 알아내지 못했다. 그러던 중, TV에서 기면병을 소개하는 방송을 우연히 보고 마침내 가닥을 잡아 필자를 찾아오게 된 것이었다. 하지만 기면병 진단을 받게 된 것은 이미 70세가 다 되었을 때였다. 그는 원인도 모르고 치료도 받지 못한 채 흘려보낸 30여 년을 너무나 안타까워했다.

위의 사연은 극단적인 사례이긴 하지만, 기면병에 대해 모르면 심한 낮졸림증이 '병' 때문이라고는 생각하지 못하고 자책만 하기 쉽다. 게다가 병원을 찾아가봐도 갈피를 못 잡고 진단이 늦어지는 경우가 많다. 그 이유는 환자, 보호자뿐만 아니라 의사들에게도 기면병은 드물고 낯선 질환이기 때문이다.

학교에서 매일 잠만 잔다고 혼나다가 결국 자퇴를 한 고등학생,
요리를 하면서도 잠에 빠져 일을 그만두게 된 요리사,
작업 중 탈력발작으로 쓰러져 사고를 겪은 목수…

이들이 기면병에 대해 조금만 더 일찍 알았더라면 어땠을까? '게으른 사람' 이라는 오명을 벗고, 자신의 증상에 대해 이해하고 조절해가며 삶의 계획을 세울 수 있었을 것이다.

기면병의 진단이 늦어지는 것을 막기 위해서는 더 많은 환자와 보호자, 의사가 기면병에 대해 아는 것이 중요하다. 그래서 기면병에 대한 이해를 높이고, 환자와 가족이 함께 대처할 수 있는 방법을 제시하고자 한다.

이 책은 필자의 25년간의 임상 진료와 연구를 바탕으로 기면병에 대한 지식을 체계적으로 정리하고 독자들이 쉽게 이해할 수 있도록 구성하였다. 또한 단순한 정보 전달에 그치지 않고, 기면병 환우들의 생생한 목소리를 담아 독자들이 기면병을 보다 입체적으로 이해할 수 있도록 하였다. 그리고, 수면에 관심을 갖고 있는 모든 이에게 이 책이 유익한 입문서가 될 수 있을 것이다. 수면의학은 워낙 메커니즘과 상호관계가 복잡해 실마리를 풀기 어려운데, 기면병은 원인 유전자와 기전이 비교적 잘 밝혀져 있으며 동물 모델도 개발되어 있어 분자, 세포, 개체 수준에서 체계적인 연구가 가능하다. 말하자면, 수면장애의 '모델 질환'이라고도 할 수 있겠다. 기면병을 통해 수면과 각성의 관계와 수면 질환에 대해 좀 더 잘 이해할 수 있기를 바란다.

”

책을 준비하는 과정에서 의학적인 설명만으로는 기면병 환자의 삶이 어떤 것인지 온전히 전달하기는 어렵다는 것을 느끼고 오랜 고민 끝에 기면병 환우들께 수기를 부탁드렸다. 환우들이 기꺼이 작성해주신 소중한 글들을 모아 이 책에 소개하게 되었다.

기면병 환자로서 겪은 진단 전후의 심정, 치료 과정에서의 고충과 분투가 생생히 담겨있는 수기를 작성해주신 모든 환우들께 진심으로 감사한 마음을 전한다.

목차

나
는

왜

졸
릴
까
?

수기

2형 기면병[1] 치료 8년차
대학생 여성

기면병과 함께, 내 날개를 다시 펴기까지

'OO이는 수업 시간이든, 쉬는 시간이든 조는 걸 본 적이 없네.'
'선생님은 OO이가 적어도 이 동네에선 제일 열심히 공부한다고 생각해'

고등학교 1학년까지 친구들과 선생님들께서 저에 대해 한 말입니다. 저는 크고 작은 일에 열정적이었고 주어진 것에 최선을 다했습니다. '기면병'이라는 단어는 고등학교 2학년 때 학원 선생님으로부터 처음 들었습니다. 수업 직전까지만 해도 쌩쌩했던 학생이 수업만 시작하면 조는 모습이 선생님도 당황스러우셨을 겁니다. 잠 좀 깨라고 찬물이나 간식을 챙겨주시기도 했지만, 먹을 때만 잠깐일 뿐 금세 다시 졸기 시작했습니다. 저의 열심을 아시던 선생님은 기면병에 대해 말씀해 주셨고, 스스로도 잠이 몰려오는 제가 원망스럽던 찰나에 들은 것을 엄마께 말씀드렸습니다.

1 1형 기면병은 탈력발작이 동반되며, 2형 기면병은 탈력발작이 동반되지 않는 기면병이다.

처음엔 그냥 "엄마 이런 게 있대요." 하고 넘겼지만 점차 정말 병원을 가봐야겠다고 결심하게 되는 일들이 생겨났습니다. 하루는 교육 봉사를 하다가 "선생님 설마 주무세요?" 라는 말에 퍼뜩 정신이 들었습니다. 말하다가 잠들어 버린 것이었습니다. 어느 날은 물을 마시다가 삼키기도 전에 잠들어 입에 머금은 물이 줄줄 샜습니다. 축축해진 바지에 잠에서 깼고 옆자리 친구는 황당하다는 표정을 하고 있었습니다. 엄마도 걱정이 되셨는지 수면 분야에서 저명하다는 홍승철 교수님 외래 예약을 잡아주셨습니다. 그렇게 저는 기면병 진단을 받았습니다.

기면병이라는 진단을 받은 날, 제 날개가 꺾인 기분이었습니다. 중학생 때부터 간호사를 꿈꾸고 있었기 때문입니다. 수면장애를 갖고 삼교대 근무를 할 수 있을지, 공부는 더 할 수 있을지, 꿈을 포기해야 하는 건지… 앞길이 막막했습니다. 교수님께서는 학생의 시선에 맞추어 이해하기 쉽게 질병의 기전을 설명해주셨고, 약물 치료를 시작하며 앞뒤 생각하지 않고 저의 꿈을 이어나갈 결심을 했습니다. 이 과정에는 홍승철 교수님뿐만 아니라, 사랑하는 가족들, 그리고 존경하는 간호사이신 고모의 지지가 큰 힘이 되었습니다.

약물 치료를 시작하고 한 달은 심계항진으로 가슴이 답답하고 식욕이 떨어지는 경험을 했습니다. 하지만 다시 집중할 수 있다는 기쁨과 졸음의 원인을 알게 되었다는 안도감이 컸습니다. 치료를 받으며 구체적으로 캘린더를 작성하기 시작했습니다. 어느 시간대, 어떤 상황에 졸음을 견딜 수 없는지, 잠은 어느 정도 자야 하는지를 파악했습니다. 최소 6시간 이상의 밤잠이 필요하고, 낮잠은 30분을 넘기면 오히려 더 졸렸습니다. 그래서 시험 전날이라도 새벽까지 공부하지는 않았고, 낮잠은 점심, 저녁 식사 후 20분씩 규칙적으로 잤습니다. 피곤한 시간에는 좋아하는 과목을 보거나 일어서서 공부하며 잠들지 않으려고 노력했습니다. 밤잠 시간을 사수하기 위해 하루를 더 효율적으로 보내게 되었습니다. 약효의 발현 시간, 지속 시간도 알게 되었고, 복용 시간과 용량을 조절하며 집중하고 싶을 때 집중할 수 있도록 복용 간격을 정했습니다. 낯선 질병으로 원망스럽던 마음에 작은 감사가 생기기 시작했습니다. 아침에 일어나기가 어려웠지만 기숙사 친구들의 도움으로 하루를 시작했습니다. 그렇게 고등학교 시절은 저의 몸과 마음에 대해 알게 되고, 주변 사람들의 관심과 사랑을 누린 소중한 시간이었습니다.

저는 오랜 꿈에 한 발짝 다가가게 되었습니다. 간호학과에 진학한 것입니다. 하지만 고등학교 시절과 달리 규칙적인 하루 일과를 고수할 수 있는 환경이 허락되지 않았습니다. 낮잠 시간도 지키기가 어려웠습니다. 첫 교시 수업에 지각하는 날이 심심치 않게 있었습니다. 교수님과 동기들 앞에 부끄럽고 죄송스러웠습니다. 몇몇 교수님께서는 평소 열심히 수업을 듣는 학생이 안타까우셨는지 눈감아주시기도 했습니다. 동기들은 수업 녹음을 공유해주었습니다. 병원 실습에도 종종 늦었는데 그때 선생님들의 말투와 표정, 제가 느낀 공포감은 지금 생각해도 아찔합니다. 여러 난관이 있었지만, 제게 가장 큰 무력감을 준 것은 대학교 4학년 때였습니다. 저는 대학 생활 내내 기숙사에 거주했습니다. 4학년으로 진학하며 새로운 룸메이트를 만났는데, 저는 늘 그랬듯이 기면병에 대해 밝히고 "나, 알람 소리를 잘 못 들어. 빨리 깨서 알람을 끄고 싶은데 기면병 때문에 쉽지가 않아. 내가 너무 안 깨면 나를 막 건드려도 돼. 다른 부분은 불편하지 않게 잘 해볼게. 잘 부탁해."라고 말했습니다. 그러나 날이 지날수록 룸메이트는 잘 일어나지 못하는 저에게 화를 냈고, 룸메이트가 누워있을 때 제가 까치발로 걸어다녀도 그녀는 짜증 섞인 푸념들을 내뱉었습니다. 비참한 심정이었지만 그녀의 고충도 이해하기에 잠자코 들을 수 밖에 없었습니다. 그런데 어느 날, 사감 선생님께서 저를 불러 룸메이트가 저를 고발했다고 하셨습니다. 대학생이 되면서 주변에 공개하지 않았던 '기면병 환자'라는 걸 밝히며 '환자가 어떻게 기숙사에서 지내냐. 내보내달라.'고 요구한 것입니다. 저도 원하지 않았던 이 병에 대한 원망과 그동안 들어온 모욕들에 대한 설움으로 저도 모르게 눈물이 쏟아졌습니다. 퇴실 위기에 처한 와중에 선생님께서 저의 이전 룸메이트에게 이와 관련한 불편이 있었는지, 그 정도가 심했는지 물어보겠다고 하셨습니다. 그녀도 제 알람 소리 때문에 일찍 일어났던 적이 많아 저는 체념하고 있었습니다. 그러나 그녀의 답은 제 예상과는 달랐습니다. "OO이가 알람을 잘 듣지 못해서 저도 종종 같이 일어나긴 했습니다. 그렇지만 저도 일상에서 부족한 부분이 있었는데, 서로 이해하면서 잘 지냈습니다." 라며, 자신이 불편했던 기억은 없었다고 얘기해주었습니다. 감사하게도 저의 사정을 너그럽게 이해해준 친구의 진술 덕분에 결국 룸메이트의 방을 옮겨주는 것으로 상황이 마무리될 수 있었습니다.

요즘에도 인생의 바닥을 거닐 때는 저는 기면병이라는 질병을 탓하며 자기연민에 빠지곤 합니다. 나도 알람을 듣고 잘 일어날 수 있었다면 어땠을까, 갑자기 잠에 빠지는 일이 없다면 어땠을까… 하지만 기면병이 제게 가르쳐준 것도 있습니다. 내 몸과 마음의 세심한 변화에 귀를 기울이는 법, 그리고 주위 사람들과 도움을 주고받으며 사는 법을 배웠습니다. 제가 예측할 수 없이 잠드는 것처럼, 살다보면 누구나 갑작스럽게 원치 않는 일을 겪게 됩니다. 그럴 땐 건강하든, 건강하지 않든 혼자서 완전할 수는 없다는 사실을 이제는 압니다. 앞으로도 때로는 다른 사람에게 기대고, 때로는 제가 누군가의 버팀목이 되어주며 삶을 채워나가고 싶습니다.

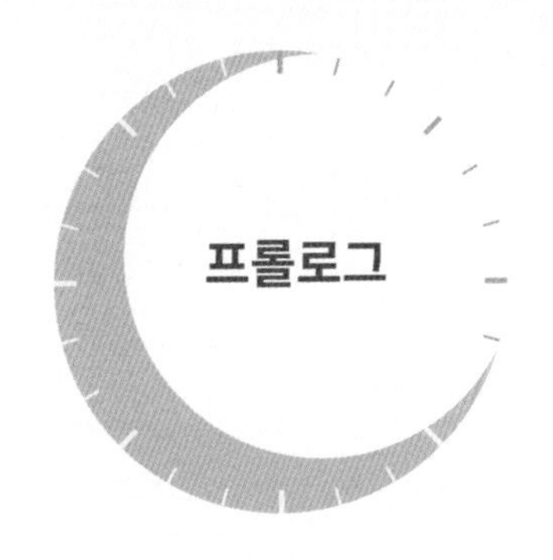

나는
왜 졸릴까?

"졸린 것도 병인 줄 몰랐어요."

오랜 시간 낮졸림증에 시달리다 뒤늦게 수면클리닉을 찾은 이들이 많이 하는 말이다. 왜 진작 병원을 찾지 못했을까? 낮에 졸린 것은 병이 아니라고 생각하는 사회 속에 살아왔기 때문이다. 워낙에 잠이 많아서, 의지가 약해서, 게을러서 그렇다고만 치부해왔다. 하지만, 과다한 낮졸림증에는 분명히 이유가 있다. 밤에 적절히 잠을 잔다면 낮에는 졸지 않는 것이 정상적인 수면-각성 패턴이기 때문이다. 불면증을 의지만으로 이겨내기는 어려운 것처럼, 낮에 잠이 너무 많은 것도 의학적 치료가 필요한 수면장애이다. 낮졸림증은 한 사람의 삶에 지대한 영향을 끼치며 사회적 생산성을 감소시키고 사고 위험을 높이기 때문에 많은 관심이 필요하다.

낮졸림증을 일으키는 질환들

먼저, "나는 왜 이렇게 졸릴까?" 고민하는 분들이 조금이나마 갈피를 잡을 수 있도록 낮졸림증을 일으킬 수 있는 질환들을 소개하고자 한다. 낮졸림증 자체도 수면장애의 중요한 증상이므로, 심하고 지속적인 낮졸림증이 있다면 수면클리닉을 찾아 정확히 진단받고 치료를 받는 것이 중요하다.

낮졸림증의 가장 흔한 원인은 '밤에 잘 못 자는 것'이다. 침대에 오래 누워있어도 잠을 제대로 못 자면 충분한 휴식을 취하지 못해 낮에도 피로하고 졸린 상태가 된다. 일찍 잠자리에 드는 것 자체도 쉬운 일은 아니다. 특히 중고등학생, 대학생들은 학업을 위해 밤잠을 줄이는 경우가 많아 낮졸림증을 가장 많이 호소한다. 게다가 소아청소년기에는 멜라토닌 분비가 늦어져 늦게 잠들고 늦게 일어나는 지연성 수면위상 증후군이 나타나기 쉬운데, 이른 수업 시간에 맞춰 억지로 일찍 일어나는 생활을 하게 되어 낮졸림증이 더욱 심해지기도 한다.

참기 어려울 정도로 심한 낮졸림증을 일으키는 원인으로는 기면병과 폐쇄성 수면무호흡증이 있다. **기면병**은 각성을 유지하는데 중요한 호르몬인 오렉신이 부족해 낮에도 심한 졸림을 느낀다. 증상은 보통 어릴 때 시작되고, 유전적 소인이 있어 가족 중에도 잠이 많은 사람이 있다. 반면 **폐쇄성 수면무호흡증**은 수면 중 호흡 통로가 막혀 뇌에 산소가 원활히 공급되지 않아 자꾸 잠을 깨게 만들어 잠을 오래 자도 낮에 졸리게 된다. 잘 때 코를 골아서 같이 자는 사람의 수면의 질까지 떨어뜨리는 경우가 많다. 증상은 체중이 증가할수록 악화되며, 대부분 30~40대에 시작된다. 장기간 방치하면 심혈관질환, 인지기능저하 등 심각한 합병증을 유발할 수 있으므로 반드시 치료를 받아야 한다.

낮졸림증을 유발하는 수면질환들

- 기면병
- 폐쇄성 수면무호흡증
- 특발성 과다수면증
- 클라인레빈 증후군
- 우울증
- 수면 부족
- 불면증
- 하지불안증후군
- 지연성 수면위상 증후군

왜 하필 기면병인가?

기면병은 대개 소아청소년기에 증상이 두드러지게 나타나기 시작한다. 문제는, 기면병이 없어도 많은 학생들이 낮에 졸려워한다는 것이다. 다들 잠을 줄여가며 공부하다 보니 그렇다. 학교에서 조는 학생은 "다들 졸리지만 참는거야. 네가 의지가 약해서 조는거야."라는 핀잔을 듣기 일쑤다. 하지만, 기면병 환자는 수면이 부족하면 보통 사람들보다 훨씬 더 심한 졸음을 느끼기 때문에 의지만으로 졸음을 참아내는 것은 거의 불가능에 가깝다.

기면병을 제대로 이해하지 못하는 환경 속에서 환자가 겪는 고통은 심각하다. 학교 성적이 급격히 떨어지고, 친구들과 선생님에게 불성실하다는 오해를 받고, 부모의 걱정과 닦달 속에 "나는 왜 이럴까?" 하는 자책만 남는다. 신체적으로, 정신적으로 성장해야 할 중요한 시기에 겪는 일련의 스트레스와 갈등은 인생의 방향을 크게 바꾸어 놓기도 한다.

기면병은 어떤 병일까? 이름은 들어봤어도 제대로 아는 사람은 드물다. 걷다가도 픽 쓰러져 잠들어야 기면병일까? 점심 먹고 스르륵 눈이 감기는 나도 기면병일까? 미디어에서도 종종 기면병이 언급되지만, 정확한 정보를 찾기는 어렵다. 그렇기 때문에 기면병 환자들이 증상을 빨리 인지하여 게으르다는 오명을 벗고 제대로 된 치료를 받기 위해서는 우선 기면병에 대한 올바른 인식이 확산되는 것이 중요하다.

수기

1형 기면병 치료 18년차
가정주부인 30대 여성

기면병이 그린 새로운 삶의 궤적

저는 기면병과 함께 18년을 살아온 30대 여성입니다. 처음에는 그저 제가 잠이 많다고 생각했습니다. 하지만 시간이 지나면서 그렇게 단순한 문제가 아니라는 걸 깨닫게 되었습니다.

낮졸림증이 바꾼 일상

학교에 다닐 때부터 저는 졸음 문제가 심각했습니다. 수업 중에도 갑작스럽게 졸음이 몰려와 책상에 엎드리기 일쑤였고, 방금 전까지 친구들과 웃으며 대화하다가도 저도 모르게 잠에 빠져들었습니다. 친구들은 "너 방금까지 잘 얘기하더니 어떻게 갑자기 잠이 들어?"라며 신기해했지만, 저는 부끄럽고 속상했습니다.

수업 시간에 자주 졸다 보니 선생님께 혼나는 일도 많았습니다. 선생님은 제가 의욕이 없어 그렇다 생각했지만, 저는 서서 수업을 들어도 졸음을 떨칠 수 없었습니다. 미술에 소질이 있어 미대 진학을 꿈꿨지만, 증상이 시작된 후로는 그림에 집중하지 못하고 졸다가 망치는 일이 많아 결국 꿈을 포기할 수밖에 없었습니다. 증상이 나타나기 전에 정성들여 예쁘게 필기해둔 노트를 보면 예전처럼 공부할 수 없다는 사실에

좌절감이 들었습니다.

졸음 때문에 비몽사몽간에 환청을 듣기도 하고, 가위에 눌릴 때도 있었습니다. 나중에서야 다른 기면병 환자들도 이런 증상을 흔히 겪어서 점집을 찾기도 한다는 얘기를 들었습니다. 저는 가정 분위기상 점집에는 가보진 않았고, 고3 때 어머니를 졸라 종합검진을 받게 됐습니다. 하지만 모든 결과가 정상으로 나와서 공부하기 싫어 꾀병을 부린다는 오해만 받고 말았습니다.

탈력발작이라는 또 다른 시련

고등학교 1학년 말, 갑자기 다리에 힘이 풀려 주저앉았던 기억이 있습니다. 그즈음부터 탈력발작이 시작됐던 것 같습니다. 처음에는 체력이 떨어졌나보다 생각했지만, 웃을 때마다 힘이 빠지고 무릎을 꿇는 일이 점차 잦아졌습니다. 얼굴 근육까지 힘이 빠지면 이상한 표정이 되는 게 부끄러워 넘어질 때도 필사적으로 얼굴을 가렸습니다.

탈력발작이 오면 얼굴도 힘이 빠져 겉으로는 의식이 없어 보였지만 정신은 또렷했습니다. 귀로는 주위 소리가 다 들리고 숨도 잘 쉬지만 몸이 전혀 움직이지 않았습니다. 다행히 몇 분 지나면 힘이 돌아왔지만, 그 시간 동안 저는 완전히 무방비 상태가 되어 위험한 상황에도 전혀 대처할 수 없어 무서웠습니다. 한번은 고데기 위로 쓰러졌는데도 움직이지를 못해서 등에 큰 화상 흉터가 생기고 말았습니다. 때때로 집밖에서 쓰러지면 주위 사람들이 놀라서 달려오는 것이 죄송하고 창피했지만 몇 분간은 꼼짝도 못하고 오롯이 시선을 받아야만 했습니다.

20살이 됐을 때, 웃다가 갑자기 길에서 쓰러지는 모습을 어머니가 직접 보시고 나서야 심각성을 느끼고 다시 병원을 알아보았습니다. 횡단보도라도 건너다 쓰러지면 큰 사고나 나지 않을까 걱정을 하신 것이었습니다. 당시 지인의 권유로 정신건강의학과를 찾아 다행히 한번에 기면병으로 진단을 받을 수 있었습니다.

결혼과 출산, 새로운 전환점

진단을 받고 나니 이때까지 억울했던 부분은 조금 해소되었지만, 그만큼 또 다른 과제가 주어진 기분이었습니다. 약물 치료를 시작하고도 초반에는 증상 조절이 쉽지 않았습니다. 기면병을 이해하고 나에게 맞는 치료 방법을 찾아나가는 과정이 필요했습니다. 다행히 시간이 지나면서 증상도 조금씩 좋아졌습니다.

저는 결혼 후 수면 환경이 안정되면서 졸린 건 많이 줄었고, 가정주부로 졸음이 심할 땐 잠을 잘 수 있어서 각성제를 아예 끊게 되었습니다. 탈력발작 약은 계속 먹어왔는데 임신을 준비하면서 아기를 위해 약을 아예 끊어야 할까 고민이 많았습니다. 하지만 안전을 위해 약을 계속 먹는 것이 낫다는 주치의 선생님의 말씀을 따라 최소 용량으로 약을 계속 먹었습니다. 다행히 아기는 건강하게 잘 태어났습니다.

출산할 때는 탈력발작으로 힘이 빠지면 위험할 수 있다고 하셔서 자연분만을 포기하고 제왕절개를 해야 했습니다. 하지만 모유 수유는 포기할 수 없었습니다. 주치의 선생님은 요새는 분유도 잘 나오니 무리하게 약을 끊을 필요가 없다고 하셨지만, 적어도 초유만큼은 꼭 먹이고 싶어 약을 며칠간 중단하고 수유를 시도해보았습니다. 예전에도 약을 끊어봤지만, 탈력발작 증상으로 너무 힘들어 다시 약을 먹곤 했기 때문에 큰 욕심을 내지는 않았고 다만 며칠이라도 수유를 해보자는 마음이었습니다. 쉽지는 않았지만 남편이 조리원에서 함께 지내며 밤낮으로 도와준 덕분에 2주 동안 약을 끊고 초유를 먹일 수 있었습니다.

기면병과 함께 살아가는 법

기면병은 제 삶에 많은 영향을 끼쳤습니다. 하고 싶은 일도 포기해야 했고, 하고 있는 일도 자꾸 멈춰야 했습니다. 왜 나만 이런 병에 걸렸을까 원망할 때도 많았습니다. 하지만 시간이 지나면서 깨달았습니다. 이 병은 저를 좌절시키기도 했지만, 제 몸과 마음을 더 잘 들여다보게 하는 계기가 되었습니다. 이제는 제 속도에 맞춰 살아가는 법을 배우고 있습니다. 혼자서 감당하기 힘든 순간도 여전히 많지만 주위 사람들의 도움과 지지 덕분에 저는 제 삶을 조금씩 완성해 나가고 있습니다.

기면병이 바꾼 제 삶의 궤적 위에서 저는 계속해서 저의 그림을 그려나가고 있습니다.

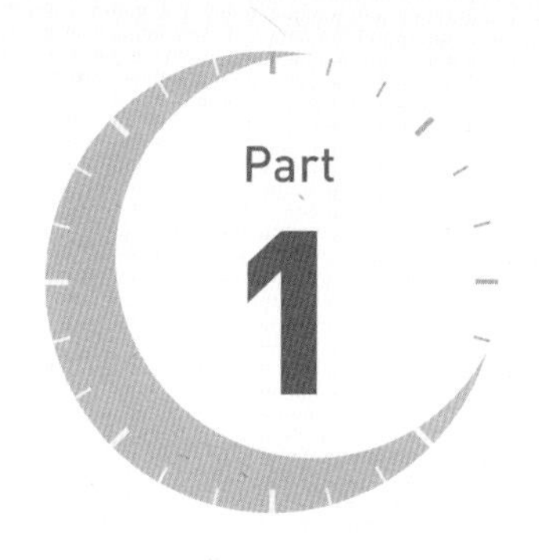

기면병이란 무엇인가?

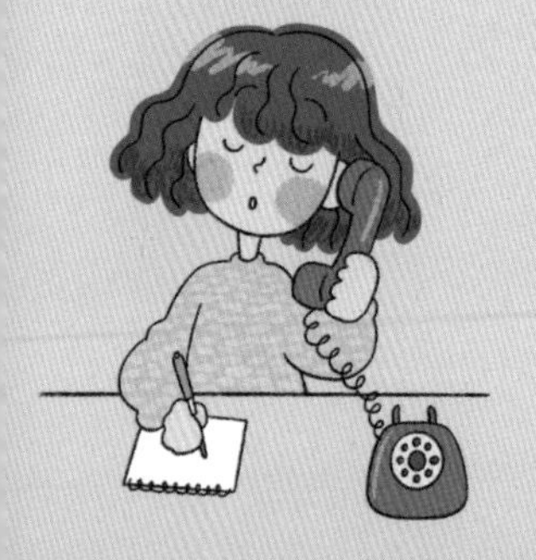

기면병이란?

“밤에 **충분한** 수면을 취해도
낮에는 **예외 없이** 졸음이 쏟아지고
노력해도 **못 참고** 잠들어 버린다”

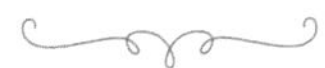

나는 왜 이렇게 졸릴까? 아무리 애를 써도 너무 졸리다면, 단순히 의지가 약해서 그런 것만은 아닐 것이다. 기면병[2] 嗜眠病; narcolepsy은 뇌에서 수면과 각성을 조절하는 중추신경계에 문제가 있어 발생하는 수면장애로, 밤중에 잠을 충분히 자도 낮에 견딜 수 없는 졸음이 쏟아지는 질환이다. 기면병의 국내 유병률은 약 0.05%로, 대략 2만 5천 명 정도의 기면병 환자가 있을 것으로 추정되지만, 실제로 치료를 받

2 기면병의 원인이 밝혀지기 전에는 ‘기면증’으로 불렸지만, 1999년에 병의 원인이 밝혀졌으므로 기면병으로 명시하는 것이 옳다.

고 있는 사람은 1만 명 이하로 실제 환자의 절반 가량밖에 되지 않는다. 이는 기면병에 대해 잘 알지 못해 진단을 받지 못한 사람이 많기 때문이다.

기면병 증상은 주로 10대 중후반에 시작된다. 중고등학생이 학교에서 너무 많이 잔다고 수면클리닉을 찾는 사례가 전형적이다. 기면병이 생기면 수업 시간에도 시도 때도 없이 졸고, 조용히 앉아 집중하는 게 어려워져 성적이 확 떨어지기도 한다. 낮졸림증 자체는 다양한 문제로 인해 생길 수 있지만, 원인에 따라 조금씩 다른 모습으로 나타난다. 기면병 때문에 생긴 낮졸림증은 밤에 충분히 자도, 거의 매일, 지속적으로 나타나며, 환자 스스로 조절하기 어렵다. 증상의 정도는 환자마다 차이가 있지만, 중요한 회의나 수업, 운전 혹은 대화 중에도 잠들 수 있다. 또한 유전적 요인도 있어 환자의 가족 중에도 유독 잠이 많은 사람이 있는 경우를 흔하게 볼 수 있다.

나는 비정상적으로 많이 졸린가?

다른 사람들도 이만큼 졸린데 다 참고 사는걸까? 내가 유난히 더 졸린걸까? 다른 사람의 몸에 들어가볼 수도 없으니 '졸립다'는 말만으로는 그 정도를 판단하기가 어렵다. 다행히 간단한 설문을 통해 과다한 낮졸림증이 있는지 평가할 수 있다. 만약 밤에 7시간 이상 자도 심한 낮졸림증이 계속 있다면, 수면-각성 패턴에 문제가 있을 가능성이 크다. 이런 경우에는 정확한 진단을 위해 수면클리닉을 찾아야 한다.

다음은 수면장애 진단 시 낮졸림증을 측정하는 대표적인 설문지인 '엡워스 낮졸림증 척도Epworth sleepiness scale, ESS'이다. 8개의 상황에서 졸린 정도를 0점에서 3점 사이로 점수를 매겨 총합이

☾ **낮 졸림증에 대한 자가진단표(엡워스 낮졸림증 설문지)**

<table>
<tr><th>상황</th><th>점수 (0~3)</th><th>각 상황에서 졸린 정도를 매겨주세요.</th></tr>
<tr><td>앉아서 글을 읽을 때</td><td></td><td rowspan="9">전혀 졸립지 않다: 0점

약간 졸립다: 1점
졸린 느낌이 있다

중등도로 졸립다: 2점
많이 졸리지만 참을 수 있다

매우 졸립다: 3점
졸음을 못 참고 꾸벅 잠이 든다</td></tr>
<tr><td>TV를 볼 때</td><td></td></tr>
<tr><td>공공장소에 가만히 앉아있을 때</td><td></td></tr>
<tr><td>승객으로 차에 타고 있을 때</td><td></td></tr>
<tr><td>오후에 쉬려고 누워있을 때</td><td></td></tr>
<tr><td>누군가와 앉아서 대화할 때</td><td></td></tr>
<tr><td>점심 식사 후 조용히 앉아있을 때</td><td></td></tr>
<tr><td>운전 중 잠시 정차했을 때</td><td></td></tr>
<tr><td>합 계</td><td></td></tr>
</table>

* 밤에 7시간 이상의 충분히 수면을 취하더라도 과한 낮졸림증이 지속된다면 정확한 원인을 찾기 위해 전문의의 진료를 받을 필요가 있다.

10점을 넘으면 '과다한' 낮졸림증이 있다고 볼 수 있다. 기면병 환자는 대개 15점 이상으로 심한 낮졸림증을 보인다.

잘 것이냐, 말 것이냐? – 수면과 각성의 조절

기면병 환자는 왜 이렇게 졸려워 하는걸까. 수면과 각성의 조절, 수면의 구조에 대해 알고 있으면 기면병의 발생과 치료 원리를 훨씬 깊게 이해할 수 있다.

불을 끄고 침대에 누워 포근한 이불을 덮는다. 맑았던 눈은 점차 감겨오고 이내 느린 숨소리가 들려온다. 그렇다면 우리의 몸은 '이제부터 잠든다'는 것을 어떻게 결정할까? 사실, 우리 뇌에는 딸깍 스위치flip-flop switch로 방의 불을 켜고 끄는 것처럼 수면과 각성 상태를 조절하는 스위치가 있다. 스위치가 '각성'을 가리키면, 각성 중추center는 재

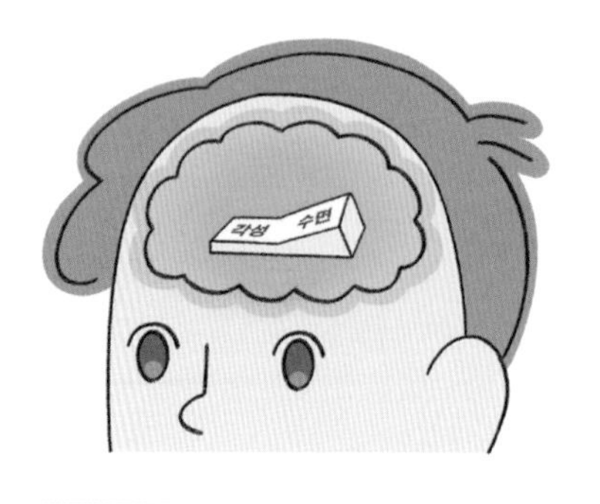

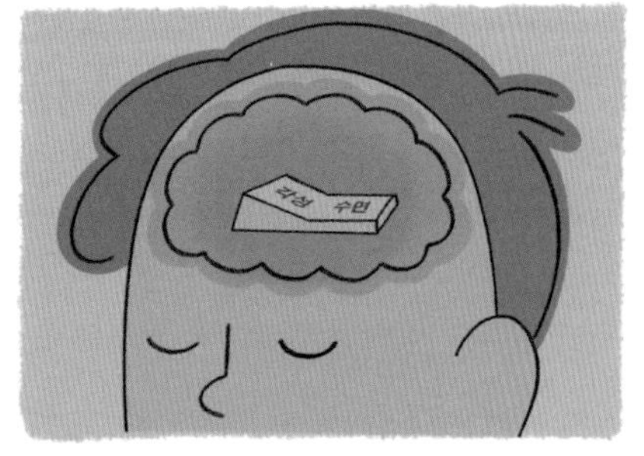

우리 뇌는 전등 스위치처럼 수면과 각성 상태를 조절한다.

빠르게 활성화되고 수면 중추는 억제된다. 잠에 빠져들 때는 스위치가 '수면'을 명령해 수면 중추가 활성화되고 각성 중추는 억제된다. 정상적으로 작동하는 수면-각성 스위치는 상황에 따라 수면과 각성을 적절하게 선택하고, 스위치가 눌렸을 때 빠르게 상태를 전환해야 하며, 불필요하게 변동되지 않고 안정적으로 유지되어야 한다.

기면병 환자는 왜 낮에도 졸린 걸까?

기면병 환자의 수면-각성 스위치는 계속 '수면' 버튼만 눌려 있어서 이렇게 많이 졸린걸까? 그렇지 않다. 기면병의 증상은 오히려 수면-각성 스위치가 제멋대로 딸깍거려서, 한 가지 상태를 안정적으로 유지하지 못해 발생한다. 이 스위치가 안정적으로 작동하기 위해서는 수면 또는 각성 상태를 유도하는 여러 물질들이 조화롭게 작용해야 한다. 그중 '오렉신orexin'[3]은 각성 상태를 유도하고 유지하는데 필요한 신경전달물질로, 뇌의 각성 중추 중 하나인 측시상하부에 있는 8만여 개의

3 오렉신의 또 다른 이름은 하이포크레틴(hypocretin)으로, 둘 다 많이 쓰이는 용어지만 본 책에서는 오렉신으로 통일하여 사용하고 있다.

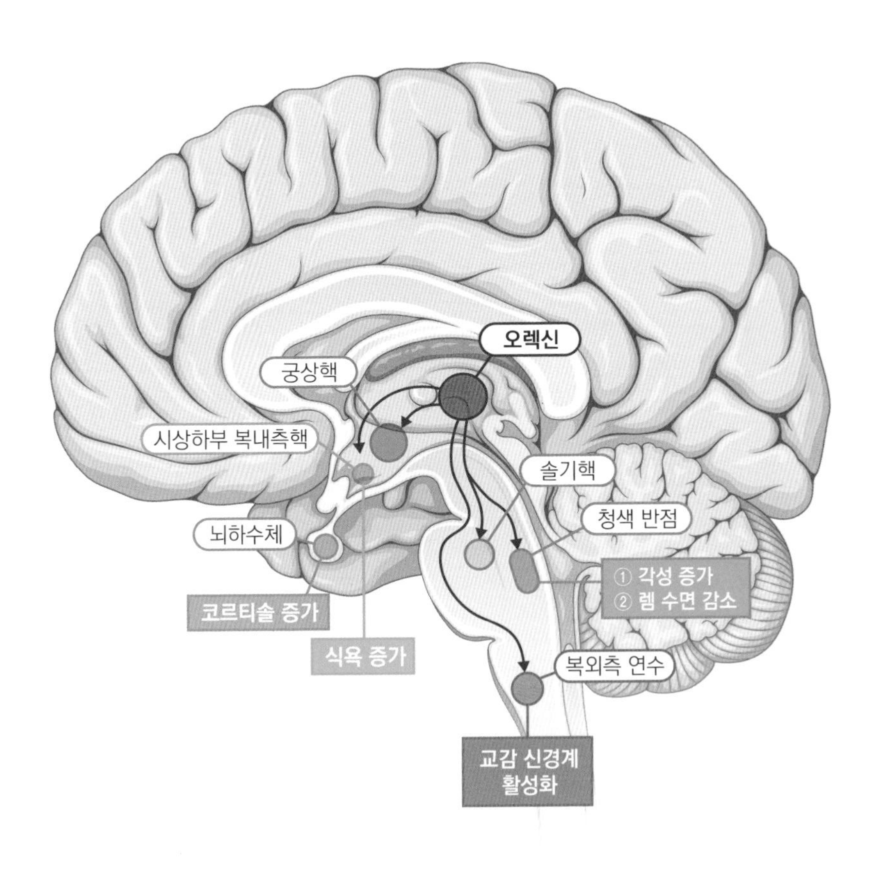

오렉신은 측시상하부에서 분비되어 다양한 역할을 하는 신경전달물질이다. 뇌하수체에 작용하여 코르티솔 증가를 비롯한 신경내분비 반응을 유도하며, 궁상핵과 시상하부 복내측핵에 작용하여 식욕을 증가시킨다. 또한, 복외측 연수에 작용하여 교감신경계를 활성화한다. 수면 조절과 관련해서는 청색 반점에 작용하여 각성을 촉진하고 렘수면을 억제하는 중요한 기능을 한다.

세포에서 분비된다. 말하자면, 수면-각성 스위치에서 '각성' 버튼을 눌러주는 물질이다. 또한 오렉신은 렘수면을 억제하는데도 중요한 역할을 한다.

그런데 기면병 환자는 몸 속에 오렉신이 부족해서, 수면-각성 스위치가 제멋대로 움직이고, 수면 중에만 나타나야 할 렘수면이 아무 때나 튀어나온다. 그래서 바쁘게 움직여야 하는 낮에도 몽롱하고 졸음이 쏟아지는 것이다.

그렇다면 렘수면이란 무엇일까?

수면의 구조 – 렘수면과 비렘수면

건강한 성인에서 렘수면은 총 수면 시간의 25% 정도를 차지하고, 나머지 75%는 비렘수면이라고 한다. 렘수면과 비렘수면은 잠을 자는 동안 주기적으로 반복되며, 우리 몸은 각 단계마다 서로 다른 활동을 한다. 자다가 깨지 않고 수면 상태가 잘 유지되는 것도 중요하지만, 수면 구조도 정상적이어야 수면의 질이 높다.

렘수면에서 '렘REM'은 'rapid eye movement'의 약자로, 빠른 안구운동이 특징적인 수면이다. 잠은 '휴식'이라는 통념과 달리, 렘수면 중에는 눈이 좌우로 빠르게 움직이며 뇌파는 깨어있을 때처럼 활성화된다. 혈압, 호흡수, 체온이 요동치며 활발한 생리 반응이 일어나고, 뇌는 산소와 에너지 소비를 늘려 열심히 일한다. 그래서 렘수면은 학습과 기억 통합, 정서 처리, 뇌의 발달에 중요한 기능을 수행하는 것으로 알려져있다. 꿈을 꾸는 것도 주로 렘수면 중이지만, 팔, 다리의 골격근은 거의 마비되어 있어 꿈 속에서 누군가를 때리더라도 실제로는 다음은 정상적인 수면이 이루어질 때 수면 단계의 변화와 각 단계에서의 뇌파를 나타낸 그림이다.

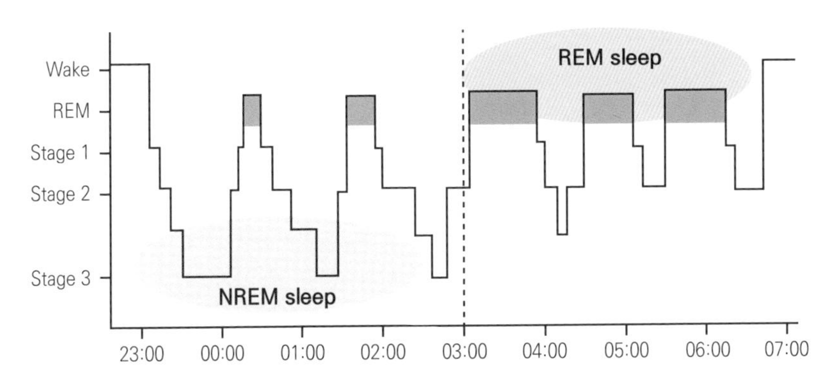

정상적인 야간 수면 중 수면 단계의 변화: 하룻밤 동안 비렘수면의 1~3단계를 거쳐 렘수면이 나타나는 주기를 4~5회 정도 반복한다. 렘수면은 수면의 후반부에 더 길게 나타난다. 잠에서 깰 때는 대개 비렘수면 단계에서 깨어난다.

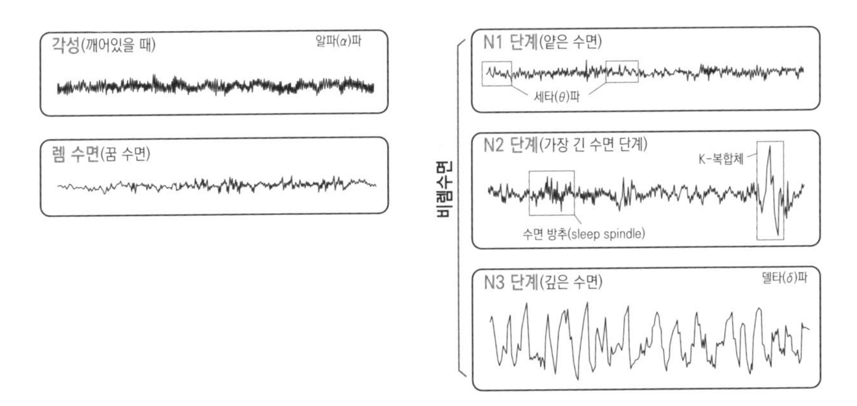

수면 단계별 뇌파 소견: 렘수면 중에는 비교적 깨어있을 때와 같이 역동적인 뇌파가 관찰되며, 빠른 안구 운동을 보인다. 비렘수면은 3개의 단계로 나뉜다. (N1~N3) N1 단계는 얕은 수면이고, N2 단계는 중간 단계로 가장 긴 수면 시간을 차지한다. N3 단계는 가장 깊은 수면으로, 주파수가 감소하여 '서파(slow wave) 수면'이라고 불리기도 한다.

움직임 없이 누워 있게 된다.

비렘수면non-REM, NREM은 생리적, 정신적인 활동이 감소하며 신체의 회복과 재생이 이루어지는 시간이다. 비렘수면은 3단계로 나뉘며, 깊은 수면 단계(N1→N3)로 갈수록 몸은 더 깊은 휴식을 취하게 된다.

일반적인 수면은 비렘수면으로 시작된다. 비렘수면의 각 단계가 순서대로 나타난 후 렘수면이 뒤따르는 주기가 약 90~120분마다 반복되어 하룻밤에 4~5회 반복된다. 렘수면은 수면의 후반부에 더 길게 나타나며, 잠에서 깰 때는 대개 비렘수면을 거쳐 각성한다.

그러나, 기면병 환자는 렘수면이 억제되지 않아 정상적인 수면 구조가 깨진다. 수면 초반에도 렘수면이 튀어나오고, 잠에 들거나 깰 때 렘수면이 나타나 꿈꾸는 것처럼 환시를 보기도 한다.

기면병 환자는 왜 오렉신이 부족한가?

기면병 환자의 뇌에서 각성을 조절하는 오렉신이 부족한 이유는, 자가면역반응에 의해 오렉신 분비 세포가 파괴되기 때문이다. 자가면역반응이란, 원래는 외부에서 침입한 병원체나 이물질을 공격해야 할 면역 체계가 실수로 자신의 정상적인 세포를 적으로 인식해 공격하는 비정상적인 면역 반응이다. 대표적인 자가면역질환으로는 제1형 당뇨병, 류마티스 관절염, 루푸스 등이 있으며, 기면병도 이러한 자가면역질환의 일종으로 이해할 수 있다.

1형 기면병 환자의 90% 이상이 '기면병 유전자'라고 불리는 HLA-DQB1*0602 유전자를 보유하고 있는데, 이 유전자는 면역 반응의 조절과 깊은 관련이 있다. 그래서 이 유전자가 있으면 감염 등에 의해 자가면역반응이 시작돼 오렉신 분비 세포를 공격하게 될 수 있다. 오렉신 분비 세포의 파괴가 진행되어 뇌가 충분한 오렉신을 분비할 수 없게 되면 기면병 증상이 나타난다.

그러나 HLA-DQB1*0602 유전자가 있다고 해서 모두 기면병이 생기는 것은 아니다. 실제로 일반 인구의 약 13%가 HLA-DQB1*0602 유전자를 가지고 있지만, 이들 중 극히 일부만 기면병이 발생한다. 즉, 기면병의 발생은 단순한 유전적 요인만으로 결정되는 것이 아니라, 면역 반응과 환경적 요인이 복합적으로 작용하는 결과라고 할 수 있다.

신종플루 백신을 맞고 나서 낮에 잠이 와요

2009년 세계적인 신종플루(H1N1) 유행 후, 여러 지역에서 기면병 발병 사례가 보고되었다. 특히 유럽에서는 신종플루 백신인 팬뎀릭스(pandemrix)를 접종한 어린이와 청소년 중 기면병 발병이 급증했다. 그 이유는 백신에 포함된 신종플루 항원의 분자적 구조가 뇌에서 오렉신을 생산하는 세포의 단백질과 유사했기 때문이다.[4] 그래서 백신으로 활성화된 체내 면역 시스템이 신종플루 항원뿐만 아니라 오렉신 생산 세포도 공격해 기면병을 일으켰다. 이 사례의 환자들은 대부분 탈력발작을 동반한 1형 기면병에 해당되었으며 기면병 유전자로 알려진 HLA-DQB1*0602 유전자를 갖고 있었다.

중국에서는 신종플루 감염 자체도 기면병을 유발할 수 있다는 것이 밝혀졌다. 연구 결과, 신종플루 감염 5~7개월 후 기면병 발병이 증가하는 경향이 확인되었다. 백신 접종 시와 같은 원리로, 신종플루 항원이 자가면역반응을 활성화시켜 뇌의 오렉신 생산 세포를 파괴하게 만들었기 때문이다. **이와 같은 사례를 통해 기면병이 유전자만 있다고 발생하는 것이 아니라, 유전적 소인이 있는 사람에게 감염 등의 외부 요인이 자가면역반응을 활성화시켜 오렉신 분비 세포가 파괴되면서 발병한다는 것을 알 수 있다.**

---

4 이처럼 외부 항원이 우리 몸의 단백질과 유사한 구조를 가져 면역계가 이를 혼동하여 자가면역반응이 유도되는 현상을 '분자 모방(molecular mimicry)'이라고 한다.

기면병의 증상과 원인

기면병은 낮에 갑자기 잠이 쏟아지는 낮졸림증부터, 감정을 느낄 때 근육이 힘을 잃는 탈력발작까지 다양한 증상을 동반한다. 많은 환자들이 낮졸림증으로 수면 클리닉을 찾지만, 기면병과 연관된 다른 증상들이 이 병으로 인해 나타난다는 것을 모르는 경우가 많다. 이제 기면병의 대표적인 다섯 가지 증상에 대해 자세히 알아보자.

기면병의 5대 증상(Pentad)

❶ 과다한 낮졸림증(Excessive daytime sleepiness)
❷ 탈력발작(Cataplexy)
❸ 수면마비(Sleep paralysis)
❹ 입면/출면 환각(Hypnagogic / Hypnopompic hallucinations)
❺ 야간 수면장애(Nocturnal sleep disturbances)

과다한 낮졸림증

정상적인 사람은 '잠이 오네' 하고 자지만
난 안 자고 싶어도 나도 모르게 잠이 든다.

영화를 끝까지 본적이 없다.
영화가 시작되고 중간중간 잠들었다가 마지막만 본다.

언제 눈을 감았는지도 모른다. 운전은 거의 못한다.
시내에서 인도로 뛰어들 뻔한 적도 있고,
차선을 넘어 반대로 간 적도 있다.

한번은 차 타고 30분이면 가는 거리를 가면서
잠시 차를 대고 자고, 다시 가고, 이렇게 몇 번을 반복했는지
2시간이 넘어서야 도착했다.

밥상에서 밥을 먹다가도 잠든다.
식구들과 식사하고 후식을 먹는데 나 혼자 넘어져 자고 있었다.
난 기억이 전혀 없다.

요가를 하다가 누워서 하는 동작이 있으면 무조건 잠을 잔다.
나는 잠든 것도 모른다.
헬스장에서 운동을 마치고 거꾸리를 하면 거꾸로 매달려 잠든다.
움직이지 않으면 잠드는 거다.

피곤하면 더 심하다. 한번은 골프를 치고서 다같이
밥을 먹으러 가다가 잠이 와 참을 수가 없었다.
그래서 잠시 화장실에 가 변기에 앉았는데
눈을 뜨니 한 시간이나 지나있었다.
일행들은 갑자기 사라진 나를 찾아 혼비백산이었다.

친구들과 여행을 가기로 했던 날, 또 잠들어버렸다.
약속 시간을 한참 지나 나타나 싹싹 빌었다.

누가 이런 상황을 이해하겠는가?

- 60대 기면병 환자의 수기 중에서 -

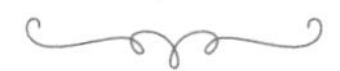

낮졸림증은 기면병의 핵심 증상으로, 모든 기면병 환자는 과도한 낮졸림증을 경험한다. 증상이 심한 환자는 상황을 가리지 않고 갑자기 잠에 빠져 일상 생활에 큰 어려움을 겪는다. 진지한 대화를 하거나 중요한 시험을 치다가도 잠들 수 있다. 밭을 매다가도 졸고, 운전 중에 잠이 들어 사고를 내거나, 밥을 먹다가 숟가락을 떨어뜨리고 졸음에 빠지기도 한다. 이렇게 통제할 수 없이 갑작스럽게 찾아오는 공격attack처럼, 갑자기 잠에 빠져드는 현상을 '**수면발작**sleep attack'이라고 한다.

이런 일이 반복되면 기면병 환자는 증상을 조절하기 위해 운전 중 갓길에 차를 세우고 잠깐 눈을 붙이거나, 쇼핑을 하다 백화점 화장실에서 잠깐 잠을 자는 등의 적응 행동을 보이기도 한다. 낮잠을 자고 나면 잠시 동안은 개운해지기 때문이다.

반면 어떤 환자는 비교적 증상이 가벼워 일상을 잘 소화하기도 한다. 그래도 적극적인 움직임 없이 가만히 있는 상황에는 졸음이 찾아오기 때문에 어떤 사람은 '내 몸은 항상 잘 준비가 되어있는 것 같다'고 말하기도 한다. 수업 시간이나 음악회 같은 상황에서는 항상 잠에 빠진다. 증상의 정도는 환자마다 다르고, 날마다 조금씩 달라지기도 하지만 졸음이 아예 없어지지는 않는다. 이처럼 기면병 환자는 밤에 충분히 잠을 자더라도 낮 동안 참기 힘든 졸림이 매일, 지속적으로 나타난다.

기면병은 주로 어릴 때부터 증상이 시작되고, 중고등학생이 되면서 수면 시간이 줄어들어 증상이 더욱 악화되면서 본격적으로 낮졸림증을 문제로 인식하게 된다. 하지만 기면병 환자는 유전적 소인이 있어 가족들도 잠이 많고, 많은 학생들이 수업 시간에 졸기 때문에 환자의 낮졸림증이 병이라는 것을 깨닫고 병원을 찾기가 쉽지 않다.

기면병 환자는 낮졸림증으로 인해 집중력과 기억력이 떨어져 일상생활에 큰 불편을 겪을 수 있다. 또한 자동행동, 자동사고와 같은 증상을 보이기도 한다. 자동행동은 무의식적으로 특정 행동을 반복하는 것으로, 심한 낮졸림증으로 몽롱한 상태에서 나타날 수 있으며 글쓰기, 운전, 요리 등 일상적인 행동을 하고 있으나 이에 대한 의식이나 기억은 거의 없는 모습을 보인다. 자동사고는 무의식 중에 특정 생각을 반복적으로 떠올리는 것으로, 주로 부정적이고 불안을 일으키는 생각을 하게 된다. 기면병 증상으로 인한 심한 피로, 수면 부족으로 인한 스트레스와 불안이 자동사고 증상을 일으킨다.

탈력발작

탈력발작脫力發作; cataplexy은 웃거나 화낼 때 갑자기 몸의 근육에 힘이 빠지는벗을 탈 脫, 힘 력 力 증상이다. 수면 중에만 나타나야 하는 렘

수면이 깨어있는 상태에서 갑자기 튀어나오면서 근육의 긴장도tension가 떨어져 발생한다. 이 증상은 대개 30초에서 수 분간 지속되며, 심한 경우 걸어가다가 무릎이 꺾여 쓰러지기도 한다. 이러한 이유로 환자들은 탈력발작이 올 것 같은 느낌이 들 때 미리 어딘가에 기대어 부상을 예방하려 한다. 그 외에도 손에 힘이 빠져 물건을 떨어뜨리거나, 목 근육에 힘이 빠져 고개를 앞으로 떨구기도 한다. 안구 근육에 힘이 빠져 순간 물체가 두 개로 보이는 복시를 경험하기도 한다. 이처럼 탈력발작은 환자마다 다양한 양상으로 나타나며, 하루에도 수차례 나타나는 사람도 있고, 한 달에 한 번 생기는 경우도 있다.

탈력발작은 기면병에서만 나타나는 '특징적pathognomonic' 증상으로, 이 증상이 있다면 기면병이라고 진단할 수 있다. 심한 경우에는 진료 중에도 얼굴과 목 근육에 힘이 빠져 고개를 떨구고 말도 못하는 증상을 보이기도 한다. 이렇게 분명한 낮졸림증과 더불어 탈력발작이 확인되면 기면병으로 진단내릴 수 있다. 그러나 모든 기면병 환자에게서 탈력발작이 나타나는 것은 아니다. 약 70%의 환자에서만 탈력발작이 나타나며, 이를 '1형 기면병'으로 분류한다. 탈력발작이 없는 기면병은 '2형 기면병'으로 분류된다. 단 농담을 하거나 웃을 때, 화를 낼 때 발생하는 '전형적' 탈력발작이 있을 때만 1형 기면병으로 진단할 수 있다. 당황하거나 놀랄 때 등 다른 감정 반응에 의해서 발생하는 비전형적 탈력발작은 진단 기준으로 인정되지 않는다. 낮졸림증과 탈력발작은 동시에 시작되기도 하고, 낮졸림증이 먼저 생긴 뒤 탈력발작이 뒤이어 나타날 수도 있다.

그렇다면 감정 반응에 의해 탈력발작이 생기는 이유는 무엇일까? 이는 강한 감정 반응이 뇌에서 편도체amygdala를 자극하기 때문이다. 편도체는 감정뿐만 아니라 각성 상태와 근육 긴장도의 조절에도 중요한 역할을 하여 감정 처리를 위해 활성화된 편도체가 렘수면 중일 때와 같이 근육을 이완시킨다. 이 과정은 오렉신에 의해 억제되어야 하지만, 기면병 환자는 오렉신이 부족하여 각성 중에도 격한 감정을 느끼면 근육의 힘이 풀려 탈력발작이 발생할 수 있다.

탈력발작을 일으키는 1형 기면병 환자의 90% 이상은 HLA-DQB1*0602 대립 유전자를 갖고 있으며(2형 기면병은 약 40%), 오렉신 뉴런이 파괴되어 뇌척수액 내 오렉신 농도가 110 pg/mL 이하로 낮게 나타난다(정상 수치는 200~400 pg/mL). 탈력발작은 오렉신이 부족할수록 심하게 나타나며, 특히 오렉신 농도가 40 pg/mL 이하로 떨어지면 대부분 탈력발작이 동반된다.

수면마비

수면마비는 '가위눌림'의 의학적 표현으로, 잠이 들 무렵이나 깰 무렵 의식은 있지만 몸을 움직이지 못하는 상태에 빠지는 것이다. 렘수면 중에는 몸이 '마비'될 정도로 근육의 긴장도가 낮아지는데, 원래 렘수면은 비렘수면 사이에 파묻혀 있기 때문에 일반적으로 큰 불편함을 느끼지 못한다. 그런데 렘수면 조절이 제대로 이루어지지 않아 잠에 들기 시작할 때나 깰 때 렘수면이 나타나버리면 의식이 있어도 몸을 움직일 수 없게 된다. 기면병이 없는 사람도 수면마비를 경험할 수 있지만(약 7.6%), 렘수면의 조절이 불안정한 기면병 환자는 약 60%가 수면마비를 경험한다. 증상의 빈도는 환자마다 달라서, 잠들 때마다 수면마비가 생기는 경우도 있고 한 달에 한 번꼴로 경험하는 사람도 있다.

기면병 환자 중 일부는 낮졸림증이 아닌 수면마비 증상으로 수면클리닉을 찾는다. 이들은 낮졸림증이 있어도 병적이라 생각하지 못하고, 오히려 수면마비로 인한 불편 때문에 병원을 찾게 되는 것이다.

매일밤 가위에 눌려요

OO씨는 대학생 때부터 자주 가위에 눌렸다. 직장에 다니면서는 거의 매일 밤 가위에 눌려 마침내 굿까지 해보았지만 나아지는 것은 없었다. 상황이 이렇다 보니 매일 밤 잠드는 것이 두려워졌고, 잠을 푹 자지 못해 성격도 날로 예민해졌다.

그러던 중, 중학생 아들이 학교에 가서 맨날 잔다는 담임 선생님의 권유로 수면 클리닉을 찾게 되었다. 아들은 기면병으로 진단받았고, 가족들도 다양한 수면 질환을 가질 수 있다는 설명을 듣고 OO씨도 수면 검사를 하게 되었다. 그 결과, OO씨는 기면병 진단을 받았고 렘수면을 줄여주는 약물 치료로 수면마비도 줄어들어 평안한 밤을 되찾을 수 있었다.

입면/출면 시 환각

잠드는 순간(입면) 또는 잠이 깰 때(출면) 환각을 경험하는 증상은 기면병 환자의 60%가량에서 나타난다. 우리가 꿈을 꾸는 것은 주로 렘수면 중이기 때문에 렘수면은 '꿈 수면'이라고도 불린다. 그런데 기면병에서는 렘수면이 잘 조절되지 않아 입면 또는 출면 시에도 렘수면이 발생하여 비몽사몽간에 꿈처럼 환각을 경험할 수 있다. 주로 무서운 동물, 귀신이 보이거나 울음소리가 들리는 등 공포스러운 환시, 환청이 흔해서 다시 잠에 들기 어려워지는 경우가 많다.

어떤 환자는 매일 밤 잠들 때마다 무서운 동물이 보여 혼자 사는 자취방에서 공포에 떨며 새벽마다 부모님에게 전화를 하기도 했다. 또 다른 환자는 밤마다 귀신을 보았는데 주변에 털어놓지도 못하고 혼자 고민하고 있었다. 알고 보니 이는 기면병 증상으로 나타난 입면 시 환시, 환각이었다. 결국 수면 클리닉을 찾아 기면병 진단을 받고 치료를 시작하였고, 현재는 안정된 수면을 유지하고 있다.

야간 수면장애

낮졸림증이 심한 기면병 환자는 밤에도 잠을 푹 잘 것 같지만, 오히려 수면의 질이 떨어지는 경우가 많아서 아침에 일어났을 때 개운치 않다고 느낀다. 이는 오렉신이 부족하여 수면-각성 스위치가 한쪽에만 고정되지 않고 자꾸 딸깍거리기 때문에 수면 중에도 자주 각성 상태가 되어 깊게 잘 수 없기 때문이다. 더군다나 낮졸림증으로 낮잠을 많이 자면 야간 수면의 질이 더욱 떨어진다. 심한 경우 하룻밤에 스무 번씩 자다 깨기도 한다. 이렇게 밤에 잠을 잘 못 자면 피로가 누적되어 낮졸림증이 더욱 심해진다. 낮에 많이 졸면 밤에 자는 것이 더욱 어려워진다. 이러한 악순환이 기면병 환자의 야간 수면장애를 악화시킬 수 있다.

모든 기면병 환자가 위의 다섯 가지 증상을 모두 경험하는 것은 아니다. 탈력발작은 약 70%, 수면 마비와 입면 시 환각, 야간 수면장애는 약 60%의 환자에서 나타난다. 낮졸림증만 있는 경우도 있고, 나머지 증상은 환자마다 다양한 조합으로 나타날 수 있다. 증상이 매우 심한 환자는 다섯 가지 증상이 모두 나타날 수도 있다.

기면병 유전자의 발견!

1984년, 일본의 혼다(Yutaka Honda), 주지(Takeo Juji) 교수는 연구에 참여한 탈력발작이 있는 기면병 환자 모두 혈액검사에서 면역 조절과 관련된 HLA-DR2 돌연변이를 갖고 있음을 확인하였다. 이후 기면병과 HLA의 관련성에 초점을 맞춘 많은 연구가 이루어졌다. 그 결과, 기면병 환자에서 공통적으로 나타나는 유전자 돌연변이가 다수 발견되었다. 스탠퍼드 의대 기면병 센터의 미뇨(Emmanuel Mignot) 교수는 그중에서도 HLA-DQB1*0602 대립유전자가 서로 다른 인종 간의 기면병 환자에서 가장 높은 비율로 나타나는 것을 발견하였다. 하지만 해당 유전자가 기면병 환자에서만 나타나는 것은 아니다. 미국에서는 일반 인구의 12~25%가 이 대립유전자를 갖고 있으며, 국내에서는 인구의 13%가 HLA-DQB1*0602 유전자를 가지고 있음이 보고되었다.

기면병은 유전되나요? 예방할 수 있나요?

기면병은 유전적 소인이 있어 환자의 가족 중에도 수면장애 환자가 있을 가능성이 높다. 어떤 환자는 가족 중 2명이 기면병을, 1명은 특발성 과다수면증을 앓고 있었다. '기면병 유전자'로 알려진 HLA-DQB1*0602는 상염색체 유전자로 부모로부터 자녀에게 전달될 수 있다. 하지만, 이 유전자를 갖고 있다고 무조건 기면병이 생기는 것이 아니다. HLA-DQB1*0602은 국내 일반 인구에서도 13%의 빈도로 나타나지만, 그중 극히 일부만 기면병이 나타나기 때문에 기면병의 유병률은 2000명 중에 한 명꼴(약 0.05%)이다. 유전적 소인을 가진 사람에서 기면병을 발현시키는 가장 강력한 환경적 요인은 감염으로 알려져 있다. 실제로 2009년 유행했던 신종플루에 감염된 소아청소년에서 기면병 발병이 급격히 증가한 사례가 있다. 감염과 스트레스, 외상 등의 요인이 기면병 발병을 촉진할 수 있으나, 이러한 요인들을 완전히 통제하는 것은 현실적으로 쉽지 않다. 자녀에게 기면병이 유전될까 걱정된다면, **자녀를 잘 관찰하여** 과다한 **낮졸림증을 보일 때 조기에 수면 클리닉을 찾아 전문의의 평가를 받는 것이 중요하다.**

기면병의 동반 질환

기면병에서 함께 나타날 수 있는 질환이 무엇인지 알고 있으면 동반 질환의 진단과 치료를 앞당길 수 있다. 가장 흔하게 동반되는 것은 우울증, 불안과 같은 기분장애, 그리고 비만, 당뇨, 이상지질혈증과 같은 대사질환이다.

정신과 질환	수면장애	내과적 질환
• 우울장애 • 불안장애 • 주의력결핍장애 • 품행장애	• 폐쇄성 수면무호흡증 • 불면증 • 렘수면행동장애 • 하지불안증후군 • 주기적사지운동증	• 비만 • 2형 당뇨병 • 이상지질혈증 • 고혈압 • 면역질환

기분장애와 주의력결핍과다활동장애, 품행장애

오렉신이 부족하면, 오렉신과 상호작용하는 다른 신경전달물질인 도파민과 노르에피네프린의 기능도 저하된다. 또한 기면병이라는 낯선 진단과 증상으로 인한 일상의 어려움이 환자에게 큰 스트레스를 준다. 이로 인해 기면병 환자는 정상인에 비해 2~3배 높은 비율(30~50%)로 우울증을 겪고 있다. 따라서 기면병 환자의 심리 상태를 잘 관찰하고 정서적 지지를 해주어야 하며, 필요할 경우 약물 치료를 병행해야 한다.

한편으로는 기면병으로 인한 낮졸림증과 피로감이 우울증의 증상으로 오인되어 진단이 늦어지는 경우도 있다. 벤라팍신 등 일부 우울증 치료제는 탈력발작을 조절할 수 있지만, 낮졸림증을 개선할 수는 없다. 기면병 환자가 우울증에 대한 치료만 받는다면, 낮졸림증으로 인한 피로와 무기력은 지속될 가능성이 크기 때문에 주의해야 한다.

소아청소년 기면병 환아, 특히 1형 기면병 환아의 경우 우울감, 사고 장애와 사회적 문제가 더 크게 나타나는 것으로 알려져 있다. 두드러지는 증상도 낮졸림증보다는 과잉행동, 과민성, 주의산만 등 주의력결핍과잉행동장애attention deficit hyperactivity disorder, 이하 ADHD의 증상을 보이는 경우가 많다. 기면병 환자 중 소아 청소년의 약 25%, 성인의 약 36.2%가 ADHD와 유사한 증상을 보인다고 한다. 이에 대한 해석으로, 기면병 환아들이 잠들지 않기 위해 전략적으로 ADHD와 같은 행동을 하는 것으로 보는 시각도 있다. 더불어 ADHD 치료제인 메틸페니데이트는 기면병에서도 각성을 위해 사용되는 치료제이다. 그래서 사실 기면병을 가진 아이들이 ADHD 치료로 증상이 일부 호전되어 기면병의 진단은 더욱 늦어지는 경우도 많다. 또한, 드물지만 기면병 환아에게 폭력적이고 문제행동을 보이는 품행장애가 동반되는 경우도 있다. 따라서 치료가 잘 되지 않는 ADHD나 품행장애 환자는 기면병의 가능성을 확인해 볼 필요가 있다.

비만과 대사 질환

오렉신은 각성을 유지할 뿐만 아니라, 물질대사를 활발하게 하고 의식적 · 비의식적 신체 활동을 증가시키는 역할을 한다. 오렉신이 부족한 기면병 환자는 기초대사량이 감소하고 신체활동이 줄어 체중이 증가하기 쉽다. 이로 인해 기면병에서 비만의 유병률은 30~50%에 달한다. 또한 불규칙한 수면 구조와 호르몬 불균형으로 인해 당뇨병, 이상지질혈증, 고혈압 등의 대사 질환이 흔하게 나타난다. 이들은 모두 지속적인 치료가 필요한 만성 질환이며, 잘 관리되지 않으면 뇌졸중 등 중대한 합병증을 초래할 수 있다. 따라서 기면병 환자는 비만과 대사 질환을 주의하여 관찰하고 적극적으로 관리해야 한다.

수면장애

기면병 때문에 체중이 증가하면서 수면 중 호흡에 곤란을 겪는 폐쇄성 수면무호흡증이 약 30%로 흔하게 발생한다. 기면병이 처음 발병하는 10~20대보다는, 30대에 접어들어 폐쇄성 수면무호흡증이 동반되는 경우가 많다. 수면다원검사에서 무호흡-저호흡지수apnea-hyponea index, AHI가 5 이상이면서 낮졸림증 등의 증상이 동반되면 폐쇄성 수면무호흡증으로 진단하는데, 기면병 환자는 AHI가 15 이상으로 크게 증가하는 경우를 많이 볼 수 있다.

그 외에도 꿈 속 내용대로 소리를 지르거나 움직이는 렘수면행동장애REM sleep behavior disorder, 밤에 다리가 저리거나 불편한 느낌이 드는 하지불안증후군restless legs syndrome 등의 수면장애가 기면병에서는 30%

정도로 더 흔하게 발생한다. 수면장애가 동반되면 야간 수면의 질이 떨어져 낮졸림증 증상도 더욱 악화되어 기면병 치료의 어려움도 커지기 때문에 적극적으로 진단하고 치료하여야 한다.

면역질환

기면병, 특히 1형 기면병은 자가면역반응으로 인해 오렉신을 분비하는 뉴런이 파괴되어 발생하는 자가면역질환의 일종으로 생각된다. 이렇게 면역계가 교란된 상태에서는 다른 자가면역질환도 쉽게 발생할 수 있다. 대표적인 자가면역질환으로는 강직성 척추염, 류마티스 관절염, 쇼그렌 증후군 등이 있다. 또한 과도한 면역 반응으로 발생하는 알레르기 비염, 아토피 피부염 등 알레르기 질환의 유병률도 증가한다.

한편 기면병 환자군에서 대장항문암을 제외한 전반적인 암의 발병률은 대조군에 비해 낮게 나타났다. 이는 면역학적인 원인이 있을 것이라 생각되지만 이에 대해서는 연구가 더 필요하다.

1형 기면병 치료 13년차
가정주부인 40대 여성

수기

숨기고 싶은 나의 비밀, 기면병

기면병이 시작되다

저는 중학교 초반까지는 반장도 맡고 친구들과도 잘 지내는 아이였습니다. 그러다 전학을 가서 새로운 환경에 놓이면서 처음으로 심리적인 어려움을 겪었는데, 지금 생각해보면 그 시기에 기면병이 찾아왔던 것 같습니다. 매일 아침 학교에서 역사나 한자를 암기하는 시간을 준 뒤 쪽지시험을 보았는데, 암기 시간 내내 잠이 와서 힘들었습니다. 쪽지 시험과 함께 자존감은 매일 바닥을 쳤습니다. 중요한 시험인데도 계속 졸다가 정신을 차려보니 종이 쳐버려서 난감했던 적도 있습니다. 이런 기억은 아직도 가끔 꿈에 나와 저를 괴롭히곤 합니다.

고등학교 때 친구들은 저를 이렇게 기억합니다. "너는 수업 시간에 선생님 말씀에 엄청 집중하면서 듣다가, 어느 순간 눈을 감고 있더라고! 정말 신기했어." 친구들에겐 그저 신기한 존재였겠지만, 저는 제 의지와 상관없이 자꾸만 눈이 감기는 것이 치욕스럽고 고통스러웠습니다. 늦은 밤까지 수업이 있다 보니 미리 낮잠을 자고 맑은 정신으로 수업을 들으려고 무진 애를 썼습니다. 온갖 방법으로 조절해보았지만, 잠이 한번 스쳐가면 예쁜 필기가 엉망이 되어버렸습니다. 지금은 '그때도 지워지는 볼펜이 있었다면 좋았을텐데,' 하고 웃고 넘기지만, 병인 줄도 몰랐던 그 때는 잠도 조절 못하는 제 자신이 너무나 밉고 원망스러웠습니다. 아침에 열심히 공부 계획을 세워도 '잠깐만 엎드려 자고 하자!' 때문에 도루묵이 되곤 했습니다.

기면병, 졸음 너머의 공포

곧 졸음이 와서 공부를 못하는 것보다 더 큰 어려움이 저를 덮쳤습니다. 고등학교 때 어머니가 돌아가신 후로 계속 가위에 눌리기 시작한 것입니다. 가위눌림이 점점 심해져서 무당집 깃발만 봐도 무서워서 다른 길로 멀리 돌아갔습니다. 길을 걸을 때도 누가 따라오는 느낌이 들어 혼자 있는 시간이 너무 힘들었습니다. 아직도 그 생각을 하면 오싹한 느낌이 생생합니다. 이 또한 그때는 알지 못했지만 기면병으로 인한 증상이었습니다. 그쯤 병원을 찾아가보기도 했지만, IMF 시절이라 그랬는지 몰라도 큰 병원의 검사 비용을 알고 놀라서 집에 왔던 기억이 있습니다. 지금은 저렴한 비용에 검사할 수 있어서 참 다행이지요.

사회 속에서 숨겨진 병, 드러나는 문제들

성인이 되어 사회생활을 처음 시작했을 때는 창구에서 고객 상담 업무를 했습니다. 고객님이 앞에 계신데도 업무 처리를 하다가 눈이 감겼고, 매일 시재가 안 맞아 고생을 했습니다. 지금 생각해보면 정말 아슬아슬한 생활이었습니다. 그 당시에는 제가 그렇게 까무룩 잠든다는 것을 저는 잘 몰랐습니다. 보통 사람들은 실례라고 생각해서 제가 졸고 있다는 것을 잘 이야기해주지 않았던 것 같습니다.

그 뒤로는 사람들을 만나 상담하고 계약하는 영업직으로 자리를 옮겨 일했습니다. 시도 때도 없이 잠이 찾아오니 저의 패턴에 맞게 시간 계획을 잘 세워야 했습니다. 밥을 먹고 나면 졸음이 심해져서 점심을 빨리 먹고 낮잠을 꼭 잤고, 저녁 상담을 하기 전에도 15분씩 쪽잠을 잤습니다. 확실히 잠깐이라도 눈을 붙이면 또렷한 정신과 에너지가 살아났습니다. 언제 집중을 해야 하는지, 언제 낮잠을 자서 맑은 정신을 만들어야 하는지 고민하다 보니 스스로의 컨디션을 잘 파악하고 조절할 수 있게 됐습니다. 사회생활에서 잠이란 것은 좋은 이미지를 주기 힘들기 때문에 더 노력하고 더 열심히 일했던 것 같습니다. 상담이나 회의를 할 때 밀려오는 졸음을 참기 위해 얼마나 필사적으로 노력했는지 모릅니다.

숨기고 싶은 나의 비밀, 기면병

이렇게 애를 쓰면서도 기면병이라는 존재는 잘 몰랐습니다. 그러다 다시 병원을 찾은 것은 사회적으로 인터넷 사용이 활발해졌을 때였습니다. 왜 이렇게 졸린건지, 다른 사람도 그런지 정보를 찾다가 기면병 환우회 카페를 알게 되었고, 그곳에서 홍승철 교수님에 대해 알게 되었습니다. 새로운 병을 진단을 받으면 보험 가입이 어려워질까봐 병원을 찾기 전 다양한 보험을 들어놓았던 기억이 납니다. 어렵게 병원을 찾았지만, 사실 저는 병원에서 지어주는 약에 중독되는 게 아닐까 무서워서 잘 먹지 않았습니다. 정신과 진료를 받는다는 것도 다른 사람에게 들키고 싶지 않았습니다. 결국 그 후로 오랫동안 다시 병원을 찾지 않게 되었습니다.

기면병을 인정하고 다시 시작하다

그 사이에 아이들도 낳고, 내 마음이 가고 내가 잘 할 수 있는 다양한 곳에 에너지를 쏟으며 살아왔습니다. 아이들을 키우면서 운전을 시작하게 되었는데, 어느 순간 눈이 또 감겨있었습니다. 신호 대기 때는 기본이고, 주행 중에도 이런 일이 일어나니 생명에 위협을 느꼈습니다. 지금까지 큰 사고 없이 살아있는 것에 감사하며, 이제는 기면병을 인정하고 치료를 받아야겠다는 생각이 들어 교수님을 다시 찾아갔습니다.

막상 약을 먹기 시작하니 그동안 치료 없이 어떻게 참아왔는지, 그 시간이 너무 아깝고 슬픈 마음이 듭니다. 조금 더 일찍 기면병을 인정했다면 좀더 행복한 삶을 살았을 텐데, 기면병이라는 것을 알면서도 마음으로 인정하지 못했던 건 정말 큰 후회가 됩니다. 하지만 아직 아주 늦어버린 것은 아닐 겁니다. 이제부터라도 인생의 새로운 페이지를 써보려고 합니다. 저처럼 기면병 증상을 겪으면서도 받아들이기 어려워하고 있을지 모를 분들에게 용기가 되길 바라며 저의 이야기를 나누어드립니다.

Part

2

기면병의 진단은 왜 어려울까?

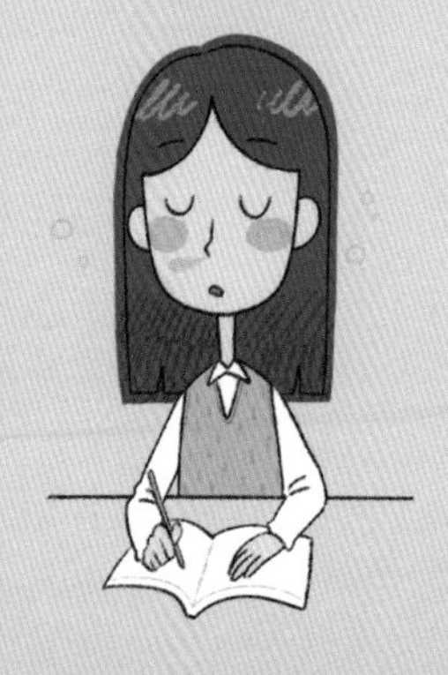

기면병의 증상이 나타나고, 진단을 받을 때까지 평균 8년이 소요된다고 한다. '기면병'이라는 이름을 찾을 때까지 환자는 여러 병원을 전전하며 게으르다는 오해 속에 마음의 병을 얻기도 한다. 기면병 진단은 왜 이렇게 늦어지는 걸까?

우선, 심한 낮졸림증이 있어도 '병' 때문이라고 생각하지 못하기 때문이다. 잠이 안 오는 병은 알아도, 잠이 너무 많은 병이 있다는 건 모르는 사람이 대부분이다. 더군다나 기면병은 가족 중에도 잠이 많은 사람이 흔해서 '엄마 닮아서 그래' 하면서 넘어가게 된다. 그렇게 설마하며 지내다가, 중요한 시험 중에 잠들어버려서 망치거나 하는 큰 사건이 터진 후에야 병원을 찾게 되는 것이다.

기면병은 의사에게도 낯선 질환이기 때문에 진단이 더 어렵다. 의사도 의과대학이나 실제 의료 현장에서 기면병을 접할 기회가 많지 않기 때문에, 기면병 환자가 병원을 찾아와도 한번에 알아보기가 쉽지 않다. 낮졸림증과 같이 흔한 증상이나 탈력발작 같은 생소한 증상을 보고 바로 기면병을 떠올리기도 어렵고, 기면병 진단을 위해 필요한 검사도 수면검사 장비를 갖춘 수면 클리닉에서만 가능하다.

그렇기 때문에 진단을 앞당기기 위해서는 기면병에 대해 더 많이 알리는 것이 중요하다. 2002년, 필자가 뉴스에서 기면병의 원인에 대한 연구 결과를 소개한 뒤 150명 이상의 기면병 환자들이 전국에서 성빈센트병원을 찾아왔고, 현재까지 1500명 이상의 기면병 환자들을 치료해오고 있다. 또한 한국기면병환우협회가 결성되고 목소리를 내며 제도적 개선도 이루어지고 있다. 기면병 진단을 위한 수면다원검사와 다중수면잠복기검사에 건강보험 급여가 적용되어 본인부담금이 20% 정도로 낮아져 환자의 부담이 줄어들었다.

이제 기면병 진단은 어떤 기준으로 이루어지는지 알아보자.

기면병의 진단 방법

기면병을 진단하기 위해 1박 2일에 걸쳐 수면다원검사와 다중수면잠복기검사를 시행한다. 뇌척수액에서 오렉신이 110 pg/mL 이하로 떨어져 있는지 확인하는 검사도 있다. HLA-DQB1*0602 유전자 검사도 시행해 볼 수 있으나, 일반 인구에서도 13% 정도 양성으로 나오기 때문에 진단보다는 연구 목적으로 이용되고 있다.

"낮에 너무 잠이 와요."

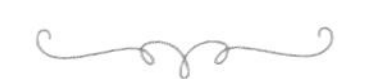

대부분의 기면병 환자는 낮졸림증 때문에 수면 클리닉을 찾는다. 하지만 기면병 이외에도 밤에 잠을 적게 자서, 잠을 잘 못 자서, 우울해서 등 다양한 원인으로 낮졸림증이 생길 수 있다. 따라서 병력 청취(환자가 가진 질환이나 증상에 대해 묻는 것)를 통해 심한 낮졸림증이나 탈력발작 등 기면병이 의심되는 증상이 있는지 확인하고, 수면 검사를 통해 다른 수면 장애가 원인이 되지 않는지, 환자가 기면병의 진단 기준에 합당한 소견을 갖고 있는지 평가하여 최종 진단을 내릴 수 있다. 먼저 기면병의 진단 기준을 살펴보자.

기면병의 진단 기준

국제수면장애 분류 3판 (International Classification of Sleep Disorders, ICSD-3)

1형 기면병(Type 1 Narcolepsy)

매일같이 억누를 수 없는 수면 욕구를 느끼거나 깜빡 잠이 드는 일이 3개월 이상 지속되고, 이와 함께 다음의 두 가지 중 한 가지를 만족하여야 한다.

❶ (a) 탈력발작이 있으면서 (b) 다중수면잠복기검사에서 평균수면잠복기[5]가 8분 이하이고, 수면개시렘수면이 2차례 이상 나타나야 한다. 이때 야간 수면다원검사에서 수면개시렘수면[6]이 나타난 경우, 다중수면잠복기검사에서 입면 후 렘수면이 한 번 나온 것으로 간주할 수 있다.

❷ 뇌척수액에서 오렉신을 측정하여 정상인에 비해 1/3 이하이거나 110 pg/mL 이하여야 한다.

2형 기면병(Type 2 Narcolepsy)

ICSD-3에서 2형 기면병은 다음 다섯 가지 진단 기준을 모두 만족하여야 진단을 할 수 있다.

❶ 매일 억누를 수 없는 수면 욕구를 느끼거나 깜빡 잠이 드는 일이 3개월 이상 지속된다.

❷ 다중수면잠복기검사에서 평균수면잠복기가 8분 이하이고 수면개시렘수면이 2차례 이상 나타나야 한다. 이때 야간 수면다원검사에서 수면개시렘수면이 나타난 경우, 다중수면잠복기검사에서 입면 후 렘수면이 한 번 나온 것으로 간주할 수 있다.

❸ 탈력발작이 없어야 한다.

❹ 뇌척수액에서 오렉신을 측정했을 때 정상인에 비해 수치가 1/3 이상이거나 110 pg/mL 이상이어야 한다.

❺ 이러한 과수면과 수면 검사 결과는 수면부족, 폐쇄성 수면무호흡증, 지연성 수면위상 증후군 혹은 약물이나 물질의 영향으로 더 잘 설명되지 않아야 한다.

---

5 수면잠복기(sleep latency)란 완전히 깨어있는 상태에서 수면 상태가 될 때까지 걸리는 시간을 의미한다. 평균수면잠복기(mean sleep latency)는 5회 반복하는 낮잠 검사에서 평균적으로 잠드는 데 걸리는 시간이다.

6 잠든 후 15분 이내에 발생하는 렘수면

한편, 기면병처럼 보이는 증상과 검사 결과가 기면병이 아닌 다른 요인에 의해 생긴 것이 아닌지 확인해야 한다. 예를 들어, 특별한 질환이 없어도 3일간 잠을 못 잤다면 검사를 시작하자마자 잠에 들 것이다. 폐쇄성 수면무호흡증 또한 기면병이 없어도 다중수면잠복기검사에서 수면개시렘수면이 나타나게 할 수 있다. 이처럼 다른 수면장애가 있는지 확인하기 위해 수면다원검사를 진행하게 된다.

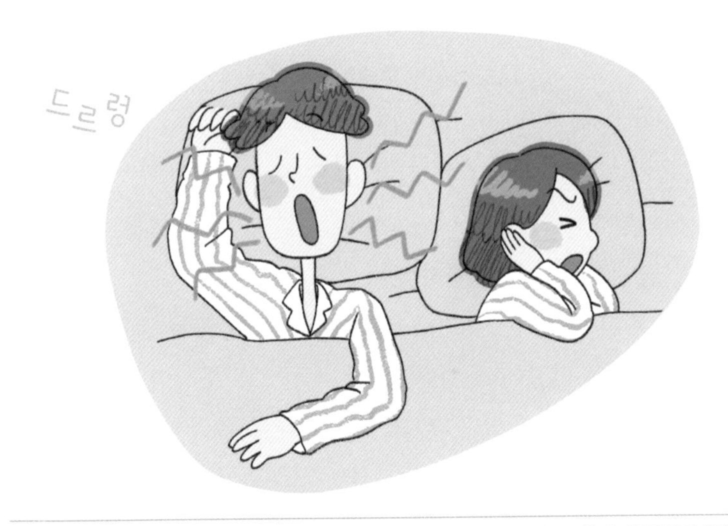

폐쇄성 수면무호흡증은 코골이를 동반하며, 심한 낮졸림증을 일으킬 수 있다. 치료하지 않으면 고혈압, 심근경색, 뇌졸중 등의 합병증을 불러올 수 있다. 수면다원검사를 통해 진단하며 수면 중 호흡통로 확보를 위해 압력을 가하는 '양압기'를 사용해 치료할 수 있다.

병력 청취

낮졸림증은 다양한 원인으로 나타날 수 있는 비특이적인 증상이다. 따라서 낮졸림증의 양상이 어떤지, 기면병에서 나타나는 다른 증상들이 함께 있는지 확인하면 다른 질환과 구별하는데 도움이 된다. 기면병에서 낮졸림증은 주로 어릴 때부터 시작되어 밤에 충분히 잠을 자더라도 매일 지속적으로 나타난다. 수업 중과 같이 수동적으로 있을 때 잠들게 되고, 심한 경우에는 밥을 먹거나 운전을 하는 중에도 갑자기 잠에 빠진다.

탈력발작 증상은 웃을 때, 화가 날 때, 농담을 주고받을 때 몸에 힘이 빠지는 증상으로 나타난다. 이 증상은 낮졸림증과 관련이 없다고 생각하여 놓치기 쉽지만, 기면병에서만 나타나는 특이한 증상이다. 특히 2022년에 발행된 정신질환 진단 및 통계 편람DSM-5TR에서는 낮졸림증과 탈력발작만 있어도 기면병으로 진단할 수 있도록 개정하여 탈력발작의 진단적 의미를 강화하였다.

그 외에도 진단 기준에는 포함되지 않지만 입면 또는 출면 시 가위눌림, 환각, 야간수면장애나 자동행동, 자동사고 증상이 동반된다면 기면병을 더욱 의심할 수 있다. 앞의 '2. 기면병의 증상과 원인'에서 기면병에서 나타나는 증상을 더 자세히 설명하고 있다.

수면 검사

기면병의 진단을 위해 수면다원검사polysomnography, PSG와 다중수면잠복기검사multiple sleep latency test, MSLT를 1박 2일에 걸쳐 연달아 시행한다. 각 검사의 방법과 목적에 대해 알아보자.

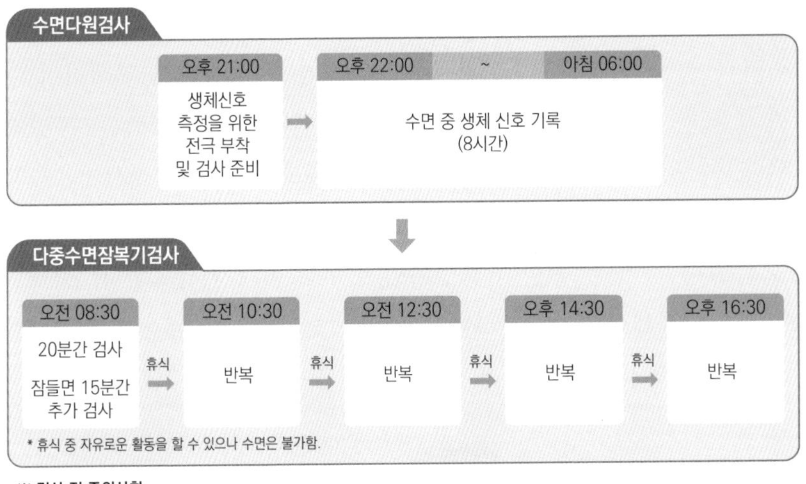

※ **검사 전 주의사항**

- 검사 전날 6시간 이상 충분히 수면을 취합니다.
- 카페인과 알코올의 섭취를 피합니다.
- 검사 2주 전부터 각성제, 수면제, 항우울제 등 수면과 각성에 영향을 주는 약물은 중단합니다.
- 무리하지 않고 평소 컨디션을 유지합니다.

기면병의 수면 검사 진행 과정

수면다원검사(polysomnography, PSG)

앞서 살펴본 기면병의 진단 기준에는 다중수면잠복기검사만 포함되어 있었는데, 수면다원검사를 꼭 해야 하는 이유는 무엇일까?

낮졸림증을 유발할 수 있는 다른 수면장애가 있는지 걸러내야 하고, 뒤이어 시행할 다중수면잠복기검사에서 신뢰성 있는 결과를 얻기 위해서는 검사 전날 밤에 6시간 이상 수면을 취해야 하기 때문이다. 다중수면잠복기검사 전날 충분한 수면을 취하지 못하면 기면병이 없어도 낮졸림증이 있는 것처럼 검사 결과가 나올 수 있다.

수면다원검사는 검사실에서 하룻밤 동안 수면을 취하며 진행된다. 내원하면 각종 생체 신호를 측정하기 위한 센서를 부착하고 검사를 준비한 뒤 졸음이 느껴지면 검사를 시작한다. 약 8시간 동안 수면 중 뇌파,

안구 운동, 근전도, 호흡 양상, 코골이, 수면 자세, 다리의 움직임 등 여러 신호를 동시에 기록한다. 검사를 마친 후 기록지를 분석하여 수면 구조, 수면 중 호흡과 움직임을 평가해 수면장애를 진단할 수 있게 된다. 수면다원검사를 통해 폐쇄성 수면무호흡증, 주기적사지운동증 등 야간 수면의 질을 떨어뜨려 기면병 여부와 상관없이 심한 낮졸림증을 유발할 수 있는 질환이 확인되면 별개의 치료가 필요하다. 실제로 기면병과 폐쇄성 수면무호흡증이 동반된 환자에서도 폐쇄성 수면무호흡증 치료 후 낮졸림증이 크게 개선되는 경우를 볼 수 있다.

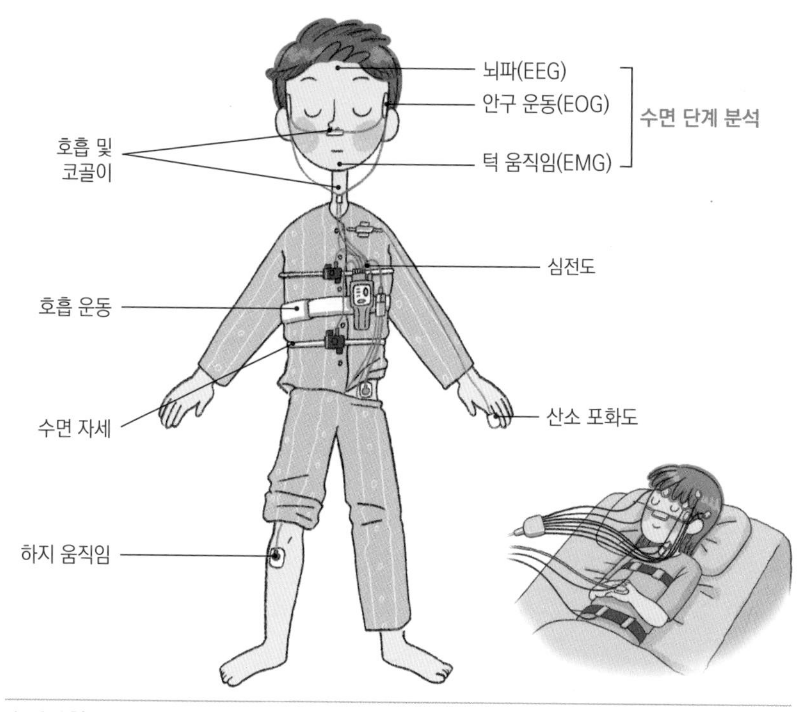

수면다원검사를 진행하는 모습

수면다원검사는 하룻밤 동안 검사실에서 각종 센서를 부착하고 수면을 취하며 진행된다. 뇌파, 안전도, 턱근전도 결과를 종합해 수면 단계를 분석한다. 그리고 호흡 시 공기 흐름, 호흡 운동, 산소포화도를 측정해 수면 중 호흡이 원활한지 확인하며, 사지 움직임을 측정해 주기적사지운동장애와 같은 수면 장애를 진단할 수 있다.

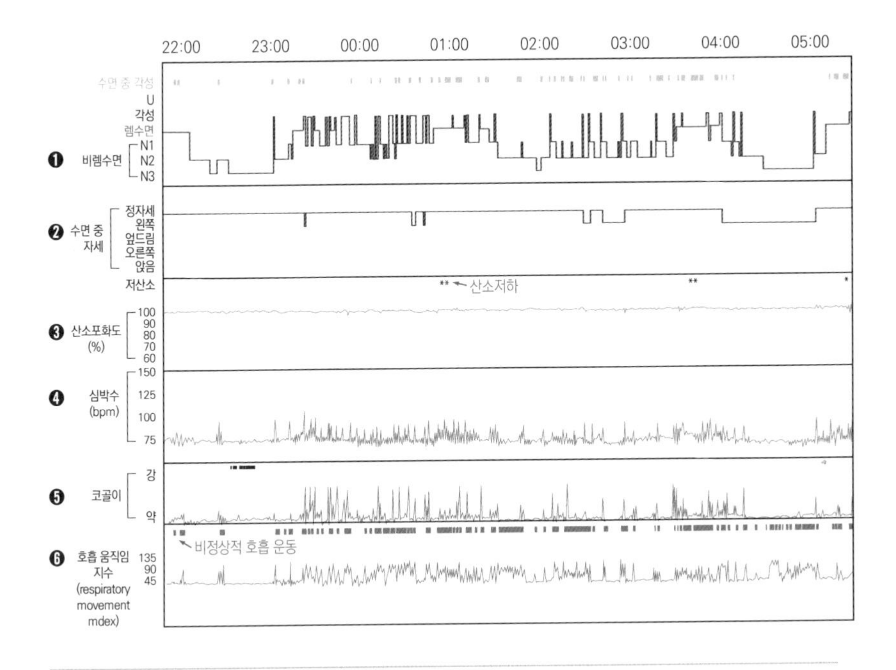

기면병 환자의 수면다원검사(PSG) 기록지

위의 그래프는 검사실에서 하룻밤 동안 자면서 진행되는 수면다원검사의 결과 기록이다. 기면병 환자의 수면다원검사의 특징은 잠이 들자마자 렘수면이 나타나는 것[수면개시렘수면(sleep onset REM period, SOREMp)]과 수면이 안정적으로 유지되지 않아 중간에 자꾸 깨는 것(수면분절)이다. 위의 검사 결과지에서는 기면병 환자의 수면다원검사의 특징이 모두 나타나고 있다.

❶ 수면 단계를 보여주고 있다. 렘수면은 붉은색으로 표시되어 있으며, 가장 윗줄은 수면 중 일시적 각성을 보인 시점을 초록색으로 표시하고 있다.
❷ 수면 중 자세를 기록하고 있다. 뒤척임이 많았는지 확인할 수 있다.
❸ 산소포화도를 보여주고 있으며, 산소가 기준치 이하로 떨어진 시점을 기록하고 있다.
❹ 수면 중 심박수 변화를 기록한다.
❺ 수면 중 코골이가 있으면 강도를 구분해 기록한다.
❻ 호흡 운동 지수(respiratory movement index, RMI)는 호흡할 때 비정상적인 움직임이 있을 때 기록된다. 이는 숨을 쉬는 것이 원활하지 않아, 몸이 더 많은 노력을 기울여야 하는 상황을 의미한다.

다중수면잠복기검사(multiple sleep latency test, MSLT)

다중수면잠복기검사는 낮중에 얼마나 빠르게 잠드는지 확인하는 검사이다. 즉, 낮졸림증이 얼마나 심한지 객관적으로 평가하는 방법이다. 검사는 전날 수면다원검사를 하여 충분히 잠을 자고 난 뒤 낮 동안에 시행한다. 피검사자는 불이 꺼진 조용한 환경의 검사실 침대에서 누워 잠을 자도록 한다. 20분 동안 관찰하여 잠에 드는지, 잠든다면 렘수면이 나타나는지 평가한다. 검사 중에는 뇌파, 안전도, 턱근전도, 심전도 신호를 기록한다. 20분간 잠들지 않으면 검사를 종료하고, 잠들면 15분간 더 관찰한다. 이와 같은 검사를 수면다원검사 종료 후 아침 8시 반경 시작하여, 2시간 간격으로 5회 반복한다. 한 검사가 끝난 후 다음 검사 전까지는 자유롭게 휴식할 수 있으나, 커피를 마시거나 낮잠을 자는 등 수면에 영향을 주는 행동은 할 수 없다.

5회의 검사에서 평균적으로 8분 이내에 잠들면(평균수면잠복기가 8분 이하) 낮졸림증이 있는 것으로 평가된다. 이와 함께 잠든지 15분 내에 나타나는 렘수면, 즉 수면개시렘수면sleep-onset REM period, SOREMp이 5회 검사 중 2회 이상 나타나면 기면병으로 진단한다. 임상적으로는 확실히 기면병이 의심되나 수면 검사 결과가 부적절하다면 3~6개월 후 다중수면잠복기검사를 다시 해 볼 수 있다.

검사 전 주의사항

정확한 검사를 위해서는 수면다원검사 전날에도 6시간 이상 충분한 수면을 취해야 하며, 카페인, 알코올 등의 섭취를 피해야 한다. 또한 검사 2주 전부터 수면과 각성에 영향을 줄 수 있는 약제는 끊어야 한다. ADHD를 치료하는 각성제는 잠이 안 오게 하고, 항우울제는 렘수면을 억제해 기면병 증상을 가릴 수 있다.

낮잠 검사 결과

	Nap1	Nap2	Nap3	Nap4	Nap5
불 끈 시각	오전 7:58	오전 9:59	오후 12:00	오후 2:00	오후 4:02
불 켠 시각	오전 8:15	오전 10:10	오후 12:17	오후 2:20	오후 4:24
총 기록 시간	17.0	17.0	17.5	19.5	22.0
총 수면 시간	17.0	17.0	17.0	18.5	22.0
수면 효율	100.0	100.0	97.0	84.9	100.0
잠드는 데 걸리는 시간	0.0	0.0	0.0	0.0	0.0
N1까지 :	-	-	0.0	0.0	0.0
N2까지 :	-	11.0	-	3.0	17.5
N3까지 :	-	-	-	15.0	-
렘 수면까지(불 끄고 난 뒤부터)	0.0	0.0	2.0	-	1.5
렘 수면까지(잠든 뒤부터)	0.0	0.0	2.0	-	1.5
렘 수면 시간(분)	17.0	11.0	15.0	-	16.0

다중수면잠복기검사 결과 요약

수면 효율	98.4	%
첫 5개 검사에서 수면까지 걸린 평균 시간	0.0	min
첫 4개 검사에서	0.0	min
첫 3개 검사에서	0.0	min
첫 2개 검사에서	0.0	min
렘 수면이 나타난 검사 횟수	4	
평균 렘 수면까지(불 끄고 난 뒤부터)	0.9	min
평균 렘 수면까지(잠든 뒤부터)	0.9	min

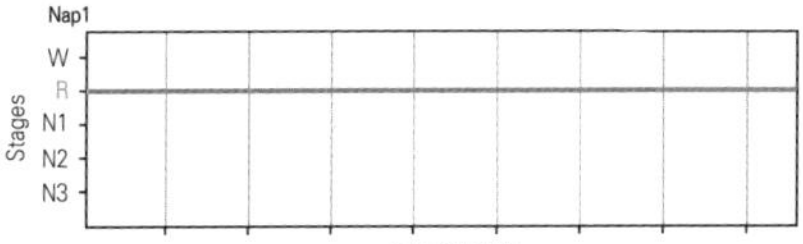

1차 낮잠 검사

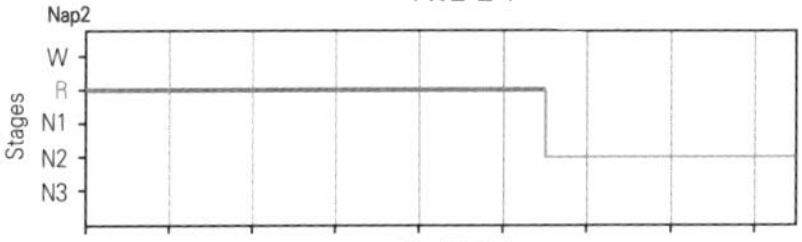

2차 낮잠 검사

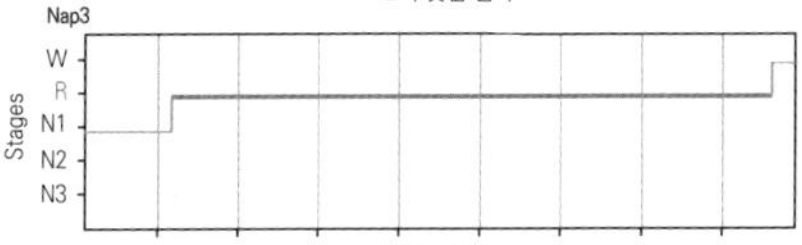

3차 낮잠 검사

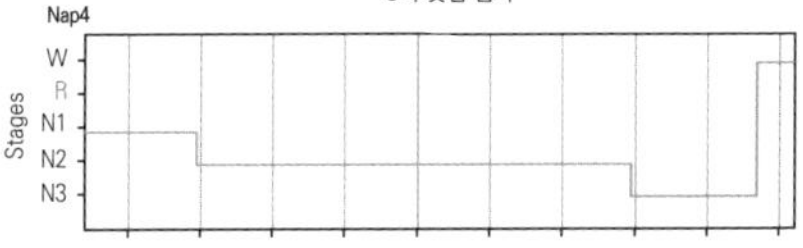

4차 낮잠 검사

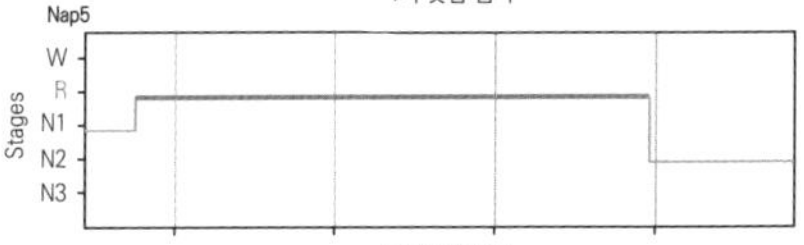

5차 낮잠 검사

기면병 환자의 다중수면잠복기검사(MSLT) 기록지

위의 그래프는 수면다원검사에 이어서 진행된 다중수면잠복기검사의 결과이다. 2시간 간격으로 5회, 20분씩 잠을 자게 하는 검사에서 실제 잠이 얼마나 빨리 드는지, 잠들고 15분 내 렘수면이 몇 회 나타나는지 확인하였다. 이 환자의 검사 결과를 살펴보면, 검사를 시작하자마자 잠이 들었고, 5회의 반복 검사 중 4회에서 수면개시렘수면이 나타났다. 기면병의 진단 기준은 평균수면잠복기(mean sleep latency)가 8분 이내, 검사 중 2회 이상 렘수면 출현으로, 이 환자는 아주 심한 기면병에 해당하는 검사 소견을 보이고 있다.

각성유지검사(maintenance of wakefulness test, MWT)가 무엇인가요?

다중수면잠복기검사가 '얼마나 잠이 빨리 드는가'를 보는 검사라면, 각성유지검사는 '얼마나 잠을 잘 참는가', 다른 말로 하면 '얼마나 잘 깨어있는가'를 보는 검사이다. 그렇기 때문에 졸음을 얼마나 참고 일상생활을 영위할 수 있는지, 기능적 평가를 보는 검사라고 할 수도 있다. 기면병을 진단하고 평가할 땐 주로 다중수면잠복기검사를 사용하고, 각성유지검사는 기면병 치료제의 효과를 입증하는 연구에 제한적으로 쓰이고 있다. 하지만 최근 일본에서는 각성유지검사도 보험 적용을 받게 되어 적극적으로 이용할 수 있게 되었다.

각성유지검사는 20분 또는 40분간 침대 쿠션에 기댄 채로 잠들지 않고 버티는 검사를 2시간 간격으로 4회 반복한다. 다중수면잠복기검사와 같이 검사 전 환자가 충분한 수면을 취한 상태여야 하므로 대개 전날 수면다원검사를 시행하고 연달아 각성유지검사를 시행한다. 환자가 평소 일어나는 시간보다 2~3시간가량 늦은 시간에 첫 검사를 시작한다. MSLT와 다르게 검사실은 완전히 소등하는 것이 아니라 약한 조명을 사용하며, 눕지 않고 침대에서 쿠션에 기댄 상태로 검사가 진행된다. 눈을 반쯤 뜨고 편안한 상태로 있도록 지시한다. 환자가 잠들면 해당 회차 검사는 종료된다.

뇌척수액 오렉신 검사

뇌척수액은 중추신경계인 뇌와 척수를 보호하고, 영양 공급과 노폐물 제거를 하는 체액이며 두개골과 뇌 사이, 그리고 척추뼈와 척수 사이를 채우고 있다. 기면병 환자의 경우 각성을 유도하고 유지하는데 중요한 신경전달물질인 오렉신이 부족하며, 이는 뇌척수액에서도 일반 인구보다 낮은 오렉신 수치로 나타난다. 그래서 뇌척수액에서 오렉신이 기준치보다 낮은 것을 확인하면 진단 기준 중 하나를 만족하게 된다.

뇌척수액을 얻는 방법은 '척추 천자(lumbar puncture)'이다. 환자가 옆으로 누워 새우처럼 쪼그린 자세를 취해, 척추뼈와 척추뼈 사이의 공간이 최대한 넓어지도록 한다. 이 자세를 유지하는 동안 의사가 바늘을 찔러 뇌척수액이 있는 지주막하강(subarachnoid space)에 도달하여 필요한 만큼 검체를 채취한다.

뇌척수액의 오렉신 농도 검사는 기면병의 발병 원인이 되는 오렉신 저하를 직접적으로 확인할 수 있어 진단적 의미가 크다. 또한 병의 존재를 생화학적으로, 명확한 수치로 확인할 수 있기 때문에 국내에서도 많은 환자들이 관심을 갖고 있다.

뇌척수액 검사는 비교적 침습적인 검사이기 때문에 진단만을 위해서는 잘 시행하지 않으나, 환자의 상태를 이해하는데 많은 정보를 주기 때문에 연구 목적으로 진행하는 경우가 많다.

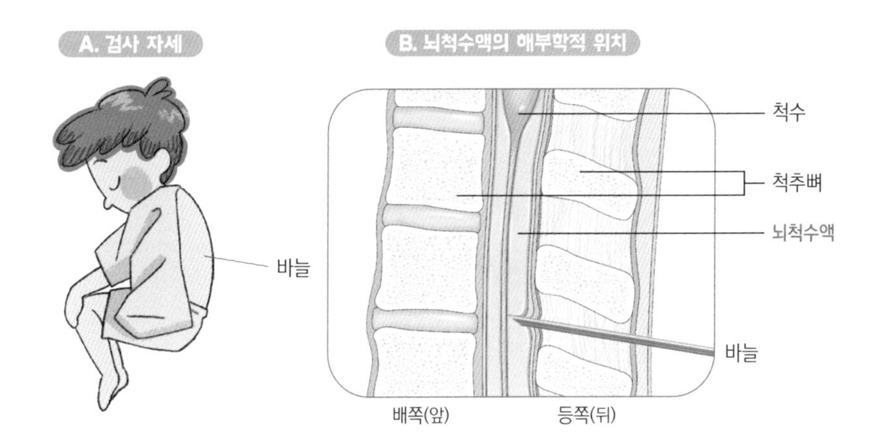

뇌척수액 채취를 위한 척추 천자

(A) 척추 천자를 위해 환자는 옆으로 누워 새우처럼 쪼그린 자세를 하고, 검체를 채취하는 동안 자세를 유지해야 한다. 감염을 막기 위해 무균적으로 시술하는 것이 중요하다.

(B) 뇌척수액은 척추뼈 안의 신경다발인 척수가 들어있는 공간을 채우고 있다. 환자가 쪼그리면 척추뼈들 간의 공간이 넓어져 바늘이 들어갈 수 있는 틈이 생긴다. 바늘이 들어가는 위치는 척수가 없기 때문에 신경 손상의 가능성은 매우 낮다.

기면병 진단이 어려운 경우는 어떻게 할까요?

모든 환자의 병력과 수면 검사 결과가 명확하고 단순하면 좋겠지만, 현실은 그렇지 않다. 환자 개개인의 삶만큼이나 증상과 검사 결과도 다양할 수 있기 때문이다. 다음은 기면병 진단이 어려운 경우들을 살펴볼 것이다.

기면병 증상이 뚜렷하게 있는데, 수면 검사에서 기면병에 해당하지 않는다면?

분명한 탈력발작 증상을 갖고 있는 환자가 다중수면잠복기검사에서 수면개시렘수면이 한 번밖에 나오지 않았다면 어떻게 진단해야 할까? 기면병의 진단 기준으로는 수면개시렘수면이 두 번 있어야 하니 기면병이 아니라고 할 수 있을까? 기면병의 임상 증상이 뚜렷하다면, 수면 검사 결과가 진단 기준을 완전히 만족하지 않아도 기면병일 가능성을 충분히 고려해야 한다. 1형 기면병 환자의 5% 정도는 다중수면잠복기검사에서 수면개시렘수면이 없거나 1번만 나타나는 경우도 있기 때문이다.

8분 내에 잠들지 않았지만, 수면개시렘수면은 세 번 나왔다면 어떻게 해야 할까? 진단 기준에 따르면 평균수면잠복기가 8분 이하이어야 하지만, 기면병을 설명하는데 더 중요하고 특징적인 증상은 '얼마나 빨리 잠에 드는가'보다는 조절되지 않는 렘수면이다. 따라서 평균수면잠복기가 8분을 약간 넘기더라도 수면개시렘수면이 두 번 이상 나왔다면 기면병일 가능성이 높다고 볼 수 있다.

시간이 흐른 뒤 검사 결과가 달라진다면?

기면병 환자는 산정특례 혜택을 유지하기 위해 5년마다 수면 검사를 해야 한다. 이때 처음 진단 시와 달리, 검사 결과가 기면병 진단 기준에 합당하지 않은 경우가 생길 수 있다. 1형 기면병은 검사 결과가 잘 변하지 않지만, 2형 기면병 환자의 50% 정도는 시간이 지나며 검사 결과가 특발성 과다수면증이나 정상 소견으로 바뀌기도 한다. 이렇게 시간이 흘러 검사를 반복했을 때 검사 결과가 바뀐 경우 어떻게 진단을 해야 하는지에 대한 국제적인 가이드라인은 아직 없다. 따라서 의사 개개인의 임상적 경험과 판단에 맡겨야 한다. 필자는 기면병으로 진단 받았던 환자가 치료가 필요할 정도로 심한 낮졸림증을 지속적으로 호소한다면, 중간에 검사 결과가 달라지더라도 기면병 진단을 유지하는 것이 타당하다고 보고 있다.

성인보다 진단이 더 까다로운 소아 기면병

어릴 때부터 순하고 조용한 아이였던 △△는 중학교에 들어가면서 불량한 친구들과 어울리기 시작했다.
반 친구를 괴롭혀 학교폭력으로 징계를 받고, 편의점에서 담배를 훔치다가 들켜 소란이 일기도 했다.
△△가 왜 이렇게 문제 행동을 일삼는지 고심하던 부모는 정신건강의학과를 찾아갔다.
의사는 △△가 학교에서 하루 종일 잠만 잔다는 말을 듣고, △△의 수면 습관에 대해 자세히 묻고 수면다원검사를 시행하였다.
해당 병원에서는 수면클리닉을 운영하여 바로 검사를 받을 수 있었다.
검사 결과, △△는 기면병을 심하게 앓고 있었다.
기면병 치료를 시작하고 낮졸림증이 완화되면서 밤에도 푹 잘 수 있게 됐고, 짜증이 줄면서 문제 행동도 서서히 줄어들었다.

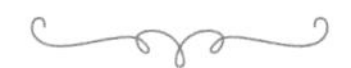

기면병은 주로 15~25세 사이에 발병하지만, 5~6세 정도의 어린이들에서도 나타날 수 있다. 소아 기면병은 과잉행동, 과민성, 주의산만과 같은 증상이 두드러져 환아의 30%는 ADHD로 오진되어 치료가 늦어지고 있다. 또한 낮졸림증과 야간수면장애로 인한 피로감으로 학교 생활에 어려움을 겪으면서 등교를 거부하고 품행장애를 보이기도(쉽게 말해 삐뚤어지기도) 한다.

소아 기면병도 탈력발작이 동반될 수 있는데, 성인과 달리 감정 반응 없이 바로 증상이 나타나는 경우가 흔하다. 대부분 얼굴 근육 긴장의 소실로 시작하여 밑으로 내려가며 증상이 진행된다. 눈꺼풀을 올리는 근육의 힘이 빠져 눈이 감겨 보이거나, 턱 근육의 힘이 빠져 입이 벌어지고 혀가 나오고, 목 근육의 긴장이 떨어져 고개를 떨구는 등 다양한 모습을 보일 수 있다.

소아의 탈력발작은 경련, 실신과 증상이 비슷해보일 수 있어 주의해야 한다. 경련은 근육이 경직되고(힘이 들어가고), 혀를 깨물고, 소변을 보기도 하며, 일시적으로 의식을 잃는다(기억을 못 한다). 반면 탈력발작은 오히려 근육에 힘이 빠지며, 혀를 깨물거나 소변을 보는 일은 없으며 대개 의식을 유지하므로 당시 상황을 기억할 수 있다. 실신은 한자로 '정신을 잃는다'는 뜻인만큼 의식 소실이 반드시 있다는 점에서 탈력발작과 차이를 보인다.

1형 기면병, 2형 기면병, 그리고 특발성 과다수면증

국제수면장애분류 3판(ICSD-3)에서는, 기면병을 탈력발작 증상의 유무에 따라 1형과 2형으로 분류를 한다. 탈력발작이 있는 1형 기면병은 낮졸림증 증상이 더 심하며, HLA-DQB1*0602 대립유전자를 포함한 유전적 소인이 더 많다. 또한, 뇌척수액의 오렉신 농도 감소가 심하며 시간이 흘러도 진단이 잘 변하지 않는다. 반면 2형 기면병은 증상도 비교적 덜하며, 환자의 50%가량은 시간이 지나 진단 검사 결과는 정상이나 특발성 과다수면증 등으로 바뀌기도 한다.

이처럼 2형 기면병은 1형 기면병에 비해 비균질적인heterogenous 집단으로 생각된다. 2형 기면병은 오렉신 감소가 뚜렷하지 않고 진단이 바뀌기도 하는데, 이처럼 1형 기면병과 병의 원인과 경과에 있어 차이가 있으며 좀 더 분명한 진단 분류를 위한 연구가 더 필요하다.

한편, **특발성 과다수면증**idiopathic hypersomnia도 심한 낮졸림증이 나타나는 질환이지만 아직까지 명확한 원인이 밝혀지지 않았다. 탈력발작 등의 증상은 없으며, 심하면 하루에 10시간 이상 잠을 잘 정도로 수면시간이 길고, 일어나기 어려워하며, 낮잠을 자도 몽롱함이 지속된다. 특발성 과다수면증은 기면병과 달리 오렉신이 200 pg/mL 이상으로 정상 범위 안에 있지만, 낮졸림증 증상이 한번 나타나면 수년간 증상이 지속되고 일상생활에 지대한 지장을 초래하기 때문에 적극적인 치료가 필요하다. 그러나 기면병과 달리 특발성 과다수면증은 치료제에 대한 건강보험급여 적용, 검사 및 진료에 대한 산정특례 대상 질환이 아니기 때문에 제도적인 사각지대에 놓여있다.

다중수면잠복기검사에서 수면개시렘수면이 2회 이상 나타나면 기면병, 1회 이하이면 특발성 과다수면증으로 진단을 하기 때문에 결국 2형 기면병의 진단 검사 결과와 큰 차이가 없다. 또한 특발성 과다수면증도 기면병의 원인으로 밝혀진 오렉신의 기능 결함과 관련이 있다는 연구 보고가 나오고 있다. 즉 기전적으로 특발성 과다수면증의 증상과 원인이 기면병의 연장선상에 놓여 있을 가능성이 있다. **그러므로 '특발성 과다수면증'을 따로 구분하지 않고 '3형 기면병'으로 분류하여 진단하는 것도 고려해 볼 수 있을 것이다.** 특발성 과다수면증이 3형 기면병으로 새롭게 분류되면, 이에 대한 연구자들의 관심을 높일 수 있고 환자들은 적극적인 치료를 받을 수 있을 것이라 기대된다.

6 기면병과 혼동되는 질환들

기면병이 아니더라도 낮졸림증을 유발하는 수면장애들이 있어 구별이 필요하다.

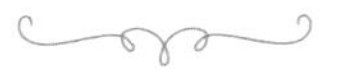

수면이 충분하지 않으면 낮졸림증이 생긴다. 밤에 충분한 수면을 취하지 못하거나, 잠을 많이 자더라도 수면의 질이 낮아 낮에 피로하고 졸린 경우가 그렇다. 여기에는 불면증, 폐쇄성 수면무호흡증, 지연성 수면위상 증후군, 하지불안증후군, 렘수면행동장애 등이 해당한다. 이 질환들은 기면병과 헷갈리기 쉽지만 기면병과 동반되는 경우도 많다. 만약 기면병과 함께 다른 수면 장애도 갖고 있다면, 각각에 대한 치료가 모두 이루어져야 한다.

아예 수면의 총량 자체가 많아 밤낮 없이 잠이 오는 질환도 있다. 특발성 과다수면증, 클라인레빈증후군 등이다. 밤에는 잠을 잘 못 자는 경우가 많은 기면병과는 차이가 있다. 사례를 통해 좀 더 알아보자.

폐쇄성 수면무호흡증(Obstructive Sleep Apnea, OSA)

30대 초반의 남성이 자신이 기면병인 거 같다며 수면클리닉을 찾아왔다. 자신이 너무 심하게 졸린 증상이 있는데 아침에 출근을 하면서 차를 타고 5분 이상 가면 더 이상 운전을 할 수 없다는 것이었다. 최근에 TV에서 기면병 소개하는 프로그램을 보고 자신의 졸림증이 기면병과 유사하다며 찾아온 것이었다. 수면다원검사결과 무호흡-저호흡지수(AHI)가 90 정도로, 중증 기준인 30보다도 약 3배 정도 높았으며 산소 포화도도 65% 정도로 떨어져 있었다. 다중수면잠복기검사에서 잠은 빨리 들었고(수면잠재기는 0.8분), 수면개시렘수면(SOREMp)은 나오지 않았다. 심한 폐쇄성 수면무호흡증으로 진단하고 양압기(CPAP)를 처방하였다.

환자는 BMI가 40으로 비만이 심하였으며 입을 벌리라 하고 진찰한 결과 목젖이 보이지 않을 정도로 혀가 높이 위치하고 있어 수면 시 상기도 폐쇄의 가능성이 높게 보였다.

폐쇄성 수면무호흡증 환자들의 상당수가 낮졸림증을 호소하는데, 그 이유는 밤에 호흡이 원활하지 못하여 무호흡과 저호흡이 반복되면서 뇌가 각성하기 때문이다. 쉽게 말하면 잘 때 숨을 잘 못 쉬어서 자꾸 깨는 것이다. 이 때문에 잠을 오래 잔다고 해도 수면의 질이 저하되어 낮에 졸음을 느끼게 된다.

위 사례의 환자는 수면 검사에서 수면 중 뇌가 630회나 각성한 것으로 나타났다. 이 정도면 뇌는 거의 잠을 못 잔 것이다.

특발성 과다수면증(Idiopathic Hypersomnia)

대학교 3학년인 OO씨는 자도 자도 계속 잠이 온다며 클리닉을 찾았다. 중학교 때부터 밤에 8시간 이상 충분히 자고 난 뒤에도 수업 시간에 졸음이 쏟아졌다고 한다. 한번 잠들면 20~30분이 지나야 깰 수 있었고, 잠에서 깬 뒤에도 몽롱한 상태로 정신을 차리기까지 시간이 오래 걸렸다고 한다. 잠이 많아진 후 수업에 집중이 힘들어 성적이 많이 떨어졌다고 했다.

수면 검사를 해보니 빨리 잠들기는 했으나, 수면개시렘수면은 나오지 않아 특발성 과다수면증으로 진단되었다.

특발성 과다수면증에서 보이는 낮졸림증은 기면병과 비슷하지만, 다중수면잠복기검사에서 렘수면이 보이지 않거나 1회 정도로 나오는 것이 특징이다. 기면병 환자는 잠시 낮잠을 자고 나면 1~2시간 정도 개운함을 느끼지만, 특발성 과다수면증에서는 낮잠을 자고 난 직후에도 졸리다고 하는 경우가 많다. 치료는 기면병과 같이 각성제나 중추신경자극제를 사용해 낮졸림증을 줄이도록 한다.

클라인레빈증후군(Kleine Levin Syndrome, KLS)

중학교 2학년인 OO군은 어느 날 갑자기 잠이 너무 많이 와서 하루에 20시간 이상 잠을 잤다. 아무리 깨워도 일어나지 않아 중간고사 시험도 보지 못했다. 8일간 잠을 많이 자느라 학교에도 가지 못하다가, 다시 평소와 같은 수면 패턴으로 돌아가 정상적인 생활을 하였다. 그러다가 한달쯤 지나면 다시 하루 20시간 이상 잠을 자기 시작했다. 잠이 깼을 땐 자신이 제우스 신의 친구라고 하고, 시간여행을 다녀왔다고 하는 등 횡설수설하였다. 이런 증상이 일주일가량 지속되고 다시 평소와 같은 모습으로 돌아왔다.

클라인레빈증후군은 100만 명 중 한 명꼴로 발생하는 희귀 질환으로, 주기적으로 하루에 18시간 이상 자는 날이 5일 이상 반복되는 경우에 진단내릴 수 있다. 기면병과 달리 정확한 원인이 밝혀져 있지 않으며, 이렇게 18시간 이상 잠을 자느라 학교나 직장도 못 나가는 기간이 매달, 또는 일년에 수차례 나타나지만 증상이 없는 기간에는 정상적인 수면 패턴을 보인다. 반면 기면병은 낮졸림증이 한 번 생기면 큰 변동 없이 지속된다는 점에서 차이를 보인다. 클라인레빈증후군의 치료제로는 각성제나 중추신경자극제보다 리튬이 효과적인 것으로 알려져 있다.

1형 기면병 치료 15년차

전문직에 종사하는 40대 여성

수기

기면병, 미지의 터널을 지나서

시도 때도 없이 졸립다는 것, 언제 그 졸음이 올지 모른다는 것, 그리고 그것에 전혀 대항하지 못하고 속수무책으로 끌려들어간다는 것은 참 불편하고도 불행한 일이었다.

내 기면병 증세는 초등학교 6학년 즈음 처음 시작되었다. 처음엔 식곤증처럼 밥 먹은 뒤에 갑자기 졸음이 몰려와 소파에서 잠이 드는 것으로 나타났고, 시간이 조금 지나니 학교 수업시간에도 나도 모르게 잠에 빠진 나를 발견할 수 있었다. TV를 보며 웃다가 몸에 힘이 빠져 고개를 주체하지 못해 목이 꺾인 채로 힘없이 있어야 하는 일들도 시작됐다. 그래도 이 즈음엔 증상이 심각하지 않고 자주 일어나지 않아 주변에서 많이 눈치채지는 못했던 것 같다.

중학교에 올라가면서 증상이 조금 더 심해져서 학교 수업시간에 많이 졸았더니 한번은 국어선생님이 수업 중에 이렇게 물었다. “너, 네가 밥해먹고 다니니?” 무슨 말인지 어리둥절하게 쳐다보자 선생님은 다시 물었다. “너 엄마 없어서 네가 아침부터 밥하느라 일찍 일어나야 되냐고? 왜 이렇게 맨날 졸아?” 순간 몰려오는 수치심에 얼굴이 화끈해져서 “아닌데요” 라고 대답하고는 책상에 엎드려서 엉엉 울었다. 선생님은 이내 수업을 다시 시작했지만 나는 얼굴을 들 수가 없었다. 더 기가 막힌 것은 그 이후로도 나는 수업시간에 조는 것을 멈출 수가 없었다. 학창시절 내내, 대학교에 가서도, 그리고 사회생활을 시작한 후에도 나는 졸음과 싸우면서도 매번 지면서, ‘나는 왜 이렇게 잠을 많이 잘까’ 라는 생각을 안해 본 날이 거의 없을 정도였다. 웃을 때 힘이 빠지는 탈력발작도 나이가 들면서 더 심해졌고 누군가 나를 부르는 것 같은 환청을 듣는 일도 잦아졌다. 밤에 깊은 잠을 못 자고 자주 깨는 일도 계속되었고 가위에 눌리는 일도 많았다.

그러던 어느 날, TV에서 홍승철 교수님이 기면병에 대하여 설명하시는 것을 우연히 듣게 되었다. 정확히 내 증상에 대해 설명하시는 것을 듣고는 바로 진료를 받았다. 교수님께선 증상을 들으시더니 검사를 하시기도 전에 증상으로만 봤을 땐 기면병이라고 확신하셨고, 이것은 이내 1박2일에 걸쳐서 받았던 수면다원검사를 통해 증명되었다. 나는 기면병이었던 것이다.

사실 병에 걸렸다는 것은 기뻐할 일이 아니었지만 나는 무엇보다도 내가 왜 이렇게 시도 때도 없이 조는 것인지, 심지어 식구들과 앉아서 사과를 먹다가도, 누군가와 얘기를 하다가도, 쇼핑몰을 돌다가도 잠에 빠져드는 것인지, 나는 왜 자꾸만 웃을 때 힘이 빠져서 고개를 못 가누고 다리에 힘이 빠지는지를 설명할 수 있는 이유가 생겼다는 것이 너무나도 반가웠다.

내가 의지가 약하거나 게을러서 그런 게 아니었다니!

드디어 긴 터널을 지나 빛에 도달한 것 같았다. 이후로 나는 수면과다를 줄이기 위한 약과 탈력발작을 막기 위한 약을 처방받아 복용하기 시작했다. 증세가 말끔히 사라진 것은 아니지만, 어느정도 관리할 수 있는 수준으로 줄어들었다. 가위눌림과 환청을 듣던 것은 거의 사라졌고, 잠도 그때그때 대처할 수 있는 수준이 되었다. 아직도 낮에 졸리긴 하지만 나 자신을 빨리 방전되고 또 빨리 충전되는 배터리라고 생각하며 준비하고 대비하니 생활이 훨씬 나아졌다. 감정의 변화가 격할 때 느끼는 탈력발작은 아직 진행 중이지만 이것도 가까운 사람들에게는 설명을 해놔서 더 이상 의아한 시선에 신경쓸 일이 없었다.

직장 때문에 미국에서 생활하는 동안 미국의 기면병 환우모임에 참석한 적이 있었다. 그때 나는 나에게 잘 맞는 약을 찾는 게 결코 쉽지 않다는 걸 알게 되었다. 모임에 참석한 많은 환우들이 벌써 수년째 자신에게 맞는 약을 찾지 못해 이것저것 시도해보고 있다는 걸 듣고 나서야 나처럼 처음부터 증상이 잘 조절되는 약을 찾은 게 얼마나 어렵고 감사한 일인지 깨달았다.

아직도 기면병이라는 병에 대해 제대로 알고 있는 사람은 많지 않고 오해를 받고 있는 부분도 많다. 그러나 이제 더 이상 기면병으로 인해 나 자신을 스스로 위축시키지는 않는다. 평생 약의 도움을 받아야 하겠지만 기면병 역시 충분히 관리가 가능하다는 것을 직접 경험했고, 의약의 발전이 계속되면 언젠가는 정상인과 같은 생활을 할 수 있으리라고 기대하며 그 시기가 빨리 오기를 고대하고 있다.

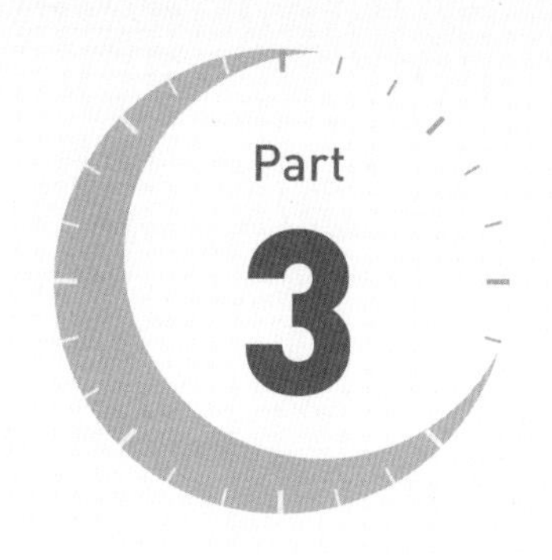

기면병의 치료와 예후

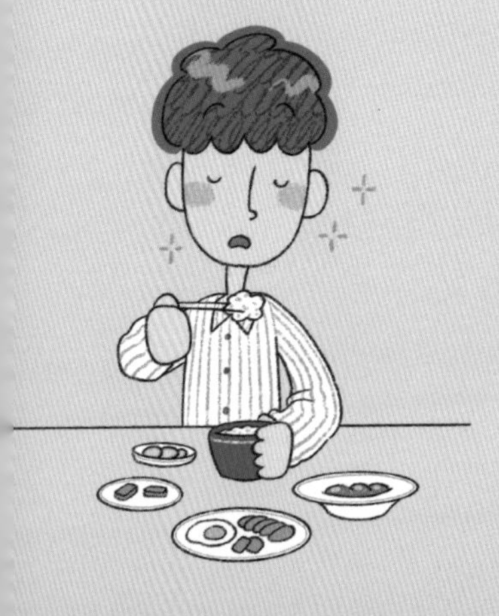

기면병 치료의 목표

환자마다 다른 상황과 부작용,
약물 치료에 대한 반응을 고려해 목표를 설정해야 한다.

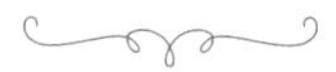

낮졸림증과 탈력발작은 기면병 환자의 삶의 질을 낮추는 주요 증상이다. 하지만 안타깝게도 기면병의 원인에 작용해 완치시킬 수 있는 치료제는 아직 없다. 현재 기면병의 치료는 기면병 증상으로 인한 일상 생활의 불편을 최소화하는 것을 목표로 한다. 약물 치료를 시행하면 낮졸림증과 탈력발작 증상이 줄어들어 일상 생활을 어느 정도 되찾을 수 있다. 하지만, 복용한다고 해서 낮졸림증이 완전히 사라지는 것은 아니다. 치료를 받지 않는 기면병 환자의 각성 상태가 정상인의 50% 미만이라면, 약물 치료를 통해 80% 이상으로 끌어올릴 수 있다. 탈력발작은 약물 치료를 통해 80~90% 정도 줄어들 수 있다.

즉, 기면병 치료를 한다고 해서 증상이 완전히 없어질 것이라고 기대해서는 안 된다. 각성제에 잘 반응하더라도 낮졸림증의 20% 정도는 남은 상태, 그러니까 기면병이 없는 사람보다는 약간 졸린 상태가 된다. 약물 치료가 기면병 증상을 완전히 없앨 수는 없지만, 약물 치료와 생활습관 교정을 통해 증상을 조절하면 학교와 직장생활, 인간 관계가 훨씬 원활해질 수 있다. 따라서 환자 각자의 상황과 필요에 따라 현실적인 목표치를 세우고 약을 조절해야 한다.

기면병의 약물 치료

기면병의 낮졸림증과 탈력발작에 쓰이는 약제와 임신, 수유 중 치료 방향에 대해 소개할 것이다. 환자별로 앓고 있는 질환과 증상 등 임상적 배경에 따라 치료의 방향은 달라질 수 있으므로, 이 책의 내용만 보고 자의적으로 약제를 조절하는 것은 권고되지 않으며 반드시 개별적으로 전문의와 상담하여 치료 계획을 세워야 한다.

낮졸림증

기면병에서 나타나는 낮졸림증을 조절하기 위해, 뇌에 직접 작용해 각성을 유지시키는 각성제와 중추신경자극제를 주로 사용한다. 대표적인 약제로 메틸페니데이트methylphenidate, 모다피닐modafinil, 아모다피닐armodafinil, GHBγ-hydroxybutyrate, 피톨리산트pitolisant가 있다.

메틸페니데이트는 뇌에서 도파민과 노르에피네프린의 재흡수를 차단해 농도를 높이는 각성제로, 낮졸림증에 대해서는 속효성 제제를 주로 사용한다. 복용 후 1시간 내로 빠르게 효과가 나타난다. 대신 작용시간이 3~4시간으로 짧아 하루 2회 이상 복용해야 하는 불편함이 있다. 암페타민 등 강력한 교감신경 자극제에 비해서는 부작용이나 내성이 적지만, 신경과민, 불면증, 식욕부진, 두통, 심계항진 등 교감신경 항진 증상이 생길 수 있다.

모다피닐[상표명 프로비질Provigil]의 정확한 작용 기전은 아직 완전히 밝혀져 있지는 않지만, 도파민과 오렉신을 활성화시키고 α1-아드레날린 수용체에 작용해 각성을 유지하는 것으로 알려져 있다. 모다피닐은 낮졸림증을 70~80% 정도 감소시키며, 작용 시간이 길어 하루에 한번만 복용해도 충분한 효과를 발휘한다. 시상하부에만 국한된 작용으로 각성을 유도하기 때문에 두근거림과 같은 교감신경 항진 증상이 비교적 적다. 또한 약을 끊은 뒤 반동적으로 생기는 졸림 현상이 적고, 야간 수면을 방해하지 않아 널리 사용되고 있다. 모다피닐 복용으로 두통, 식욕부진, 체중감소 등의 부작용이 생길 수 있지만, 대부분 일시적이므로 약물 복용을 지속하며 상태를 관찰해 볼 수 있다. 모다피닐의 대사 과정은 대부분 간에서 이루어지므로 간 질환이 있는 환자는 사용량을 조절해야 한다. 모다피닐 이후 출시된 아모다피닐[상품명 누비질Nuvigil]은 모다피닐과 구조가 비슷하나 각성 효과가 더 강하고 작용 시간이 길다. 하지만 환자마다 약물에 대한 반응이 다르기 때문에 환자의 상황에 맞게 약을 고르게 된다.

GHB 기반 약물인 소디움 옥시베이트[sodium oxybate, 상표명 자이렘Xyrem]는 중추신경계에서 억제성 신경 전달 물질을 촉진하는 물약으로, 보통 수면 직전과 중간에 6~9 g을 나누어 복용한다. 깊은 잠을 유도해 낮졸림증을 줄이고 탈력발작을 감소시키는 효과가 있다. 이 약제는 미국 등지에서 환자들에게 처방되고 있지만, 국내에는 도입되어 있지 않다.

또 다른 치료제인 피톨리산트[상표명 와킥스Wakix]는 뇌에서 작용하는 히스타민을 증가시키는 약제로, 다른 기전의 약제와 함께 사용해 시너지 효과를 낼 수도 있고, 와킥스만으로 낮졸림증과 탈력발작 모두 조절되는 경우도 있다.

최근에는 기면병의 원인인 오렉신 부족을 타겟으로 하는 약제가 개발되어 임상시험 중에 있다. 오렉신 수용체를 활성화시켜 오렉신의 기능을 높여주는 기전의 신약은 오렉신 부족으로 생기는 기면병의 증상을 포괄적으로 개선시켜줄 가능성이 있어 기대를 모으고 있다.

탈력발작

정상적인 렘수면은 잠이 든 후 80~120분 사이에 처음 나타나 수면 중 4~5회 정도 주기적으로 나타나며, 깨어있을 때에는 나타나지 않아야 한다. 기면병 환자들은 렘수면이 조절되지 않고 각성 중에도 나타나서 탈력발작, 수면마비, 입면 시 환청, 환각과 같은 증상을 일으킨다. 이를 조절하기 위해서 렘수면을 억제하는 작용이 있는 항우울제를 사용한다. 항우울제에는 다양한 종류가 있는데, 선택적 세로토닌-노르에피네프린 재흡수 억제 작용을 가지고 있는 벤라팍신venlafaxine이 탈력발작 증상 완화에 가장 효과적인 것으로 알려져 있다. 이외에도 클로미프라민clomipramine, 둘록세틴duloxetine 등이 사용될 수 있으며, 플루옥세틴fluoxetine과 같은 선택적 세로토닌차단제는 고용량으로 사용해야 탈력발작에 효과가 있다.

앞서 말한 GHB와 피톨리산트는 낮졸림증뿐만 아니라 탈력발작에도 효과가 있으며, 아직 임상시험 중인 오렉신 수용체 활성화 약제 또한 낮졸림증과 탈력발작 모두에 효과가 있어 기대되는 치료 약제이다.

☾ 기면병 치료에 사용되는 약물

약물	치료용량
낮졸림증 치료	
Modafinil	100~600 mg
Armodafinil	50~250 mg
Sodium oxybate (GHB)*, **	6~9 g/day (두 번에 나누어 복용)
Methylphenidate	10~60 mg
Solriamfetol*	75~150 mg
Pitolisant**	10~40 mg
탈력발작 치료	
Sodium oxybate(GHB)*, **	6~9 g/day (두 번에 나누어 복용)
Pitolisant**	10~40 mg
항우울제	
Venlafaxine	75~300 mg
Fluoxetine	20~60 mg
Clomipramine	25~200 mg
Imipramine	25~200 mg
Duloxetine	30~120 mg

* 국내에서 판매되지 않음
** 낮졸림증과 탈력발작 모두에서 효과가 있음
대한수면학회. (2023). 수면의학 (1판). 군자출판사. Chapter 16 기면병 및 주간과다수면, p217

야간 수면 장애

기면병 환자가 불면증이 있는 경우, 약물 치료로 낮졸림증 증상이 줄어들면 불면증도 어느 정도 개선되기를 기대할 수 있다. 그러나 불면증 증상이 너무 심하면 낮졸림증 증상을 더욱 악화시킬 수 있으므로 필요한 경우 수면제를 소량 복용하는 것도 고려해 볼 수 있다. 또한 기면병과 함께 나타날 수 있는 폐쇄성 수면무호흡증 등의 수면 질환은 기면병과 별도로 치료가 필요하며, 야간 수면 장애가 개선되면 기면병의 증상 완화에도 도움이 되므로 적극적으로 치료를 해야 한다.

임신 및 수유 중 기면병의 치료

기면병 치료 약물은 대부분 분자량이 크지 않아 태반을 통과하여 태아에게 끼칠 가능성이 있다. 비록 사람을 대상으로 한 임상 연구 결과는 부족하지만, 동물 연구에서는 부작용이 관찰된 경우가 있어 산모와 태아에게 끼칠 위험성을 완전히 배제할 수 없다. 그래서 대부분의 기면병 치료 지침에서는 임신 준비 기간과 임신 및 수유 중에는 '가능하면' 기면병 치료 약물 복용을 중단하고 비약물적 치료로 증상을 관리할 것을 권고하고 있다. 특히 태아의 주요 기관이 형성되는 임신 초기(~14주)에는 최대한 약제를 중단하는 것이 바람직하다.

하지만, 기면병 치료제의 임신 중 복용을 절대적으로 금할 명백한 증거가 있는 것은 아니다. 따라서 환자의 상황에 맞게 약물 치료의 위험과 이득을 따져 신중하게 치료를 결정해야 한다. 충분한 의학적 지식과 경험을 바탕으로 판단해야 하므로, 환자 스스로 판단하기보다는 의사와 상의하여 치료 지속 유무를 결정해야 한다. 예를 들어 치료약을 복용하지 않으면 심한 탈력발작 증상이 있어 사고의 위험이 큰 경우에는, 임신 중에도 용량을 줄여 약을 계속 먹는 것이 더 안전할 것이다.

기면병 치료에 사용되는 약물은 모유를 통해 분비되므로, 수유 중 복용은 권장되지 않는다. 하지만 탈력발작이 심해 안전을 위해 증상 조절이 꼭 필요한 환자라면 주치의의 판단에 따라 벤라팍신, 둘록세틴 등의 복용을 고려해볼 수 있다.

9

기면병 약의 부작용 및 대처 방법

기면병 치료 약물의 효과와 부작용은 환자마다 다르게 나타날 수 있기 때문에 의사와 상의하여 나에게 가장 적합한 약제 조합과 용량을 찾아야 한다.

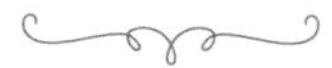

낮졸림증을 조절하기 위한 각성제들은 불안, 두근거림, 메스꺼움 등의 부작용을 흔히 유발할 수 있다. 약을 처음 복용할 때 저용량으로 시작해 필요한 만큼 점진적으로 용량을 늘리면 부작용 발생을 최소화할 수 있다. 부작용이 나타난다면, 대개 약에 대한 적응 기간이 지나면서 불편감이 줄어들기 때문에 약의 용량을 줄여 복용을 지속해 볼 수 있다. 하지만 용량을 조절해도 부작용이 지속된다면 해당 약은 중단하고 다른 치료제를 고려해 볼 수 있다.

약에 대한 반응은 사람마다 다양하게 나타나므로 직접 약을 먹어 보기 않고서는 얼마나 효과가 좋을지, 어떤 부작용이 있을지, 적응하는 데 시간이 얼마나 걸릴지 미리 알 수 없다. 다만, 부작용이 나타난다고 약물 치료를 바로 포기할 필요는 없다는 것이 중요하다. 용량을 줄이면 부작용도 줄어들기 때문에, 환자가 버틸 만큼의 부작용만 동반되면서 증상이 충분히 조절되는 용량을 찾아야 한다. 이 과정은 절대 쉽지 않지만, 인내심을 갖고 나에게 잘 맞는 치료 레시피를 찾으면 기면병과 함께 살아가는데 큰 도움이 될 것이다.

부작용이 있는데도 무리한 치료를 무조건 지속할 필요도 없다. 기면병 증상보다 부작용으로 인한 불편함이 더 크다면 차라리 약물을 복용하지 않고 생활 습관 조정을 통해 증상을 최대한 조절하는 것이 나을 수도 있다.

약물 이외의 치료 방법

기면병 증상 조절을 위해서는 약물치료와 함께,
생활 습관 개선이 병행되어야 한다.

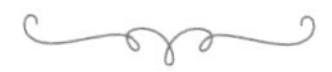

보통 사람들도 밤에 잠을 설치면 하루 종일 피로하고 힘이 없다. 그런데, 기면병 환자는 수면 부족에 더욱 취약하기 때문에 생활 습관이 바뀌지 않으면 약물 치료만으로는 낮졸림증을 조절하기 어렵다.

밤에 7~8시간 정도 충분한 수면을 취하고, 수면 위생을 잘 지켜 수면의 질을 최대한 올려야 한다. 특히 매일 같은 시간에 잠들고 같은 시간에 일어나 생체 리듬이 깨지지 않게 노력해야 한다. 같은 맥락에서 교대 근무나 야간 근무는 최대한 피하는 것이 좋다.

기면병 환자는 체중이 증가하기 더 쉬운데, 체중이 늘면 코골이, 수면무호흡증이 발생해 밤에 푹 자기 어렵고 낮에 졸음이 더 몰려오는 악순환이 될 수 있으므로 체중을 관리해야 한다.

이와 같은 노력을 해도 낮졸림증이 너무 심하다면, 짧은 낮잠을 여러 번 자는 것이 도움이 된다. 몽롱한 채로 졸음을 참는 것보다 30분 정도 낮잠을 잔 뒤 일시적으로 졸음이 가신 상태에서 업무를 처리하는 것이 더 효율적일 수 있다. 낮졸림증을 줄이기 위해 약을 무한정 늘릴 수 없으므로 낮잠을 적절히 이용할 필요가 있다. 예를 들어, 중요한 회의에 들어가기 전 20분 정도 낮잠을 자서 개운한 상태로 임할 수 있게 하는 것이다. 특히 운전을 하거나 세밀한 작업을 할 때는 각별히 주의를 기울여야 한다. 장거리 운전은 되도록 피하는 것이 좋지만 꼭 해야 하는 상황이라면 전날 잠을 충분히 자고, 출발 전 약을 복용하고, 특정 거리마다 졸음 쉼터에 방문하여 쉬면서 운전하도록 한다.

밤에 푹 자기 위해 지켜야 할 수면 위생

- **매일 같은 시간에** 잠자리에 들고 같은 시간에 일어나 일관된 생체 리듬 유지하기
- 어둡고, 조용하고, 적당한 온도의 **편안한 수면 환경** 만들기
- **카페인**, **니코틴**, **알코올** 등 수면에 영향 주는 물질 피하기
- 자기 전 스마트폰, 태블릿, TV 등 **전자기기 사용 피하기**
- 규칙적인 **운동**하기

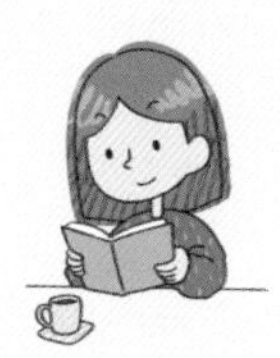

기면병은 약을 평생 먹어야 할까?

기면병 약이 오렉신 부족을 해결하지 못하기 때문에, 약을 오래 복용한다고 해서 기면병이 없어지지 않는다. 기면병 자체가 악화되거나 완화되는 것은 사람마다 다르게 나타난다. 탈력발작이 없는 2형 기면병은 시간이 지나면서 1형 기면병, 특발성 과다수면증으로 진단이 바뀌거나, 심지어 정상으로 돌아가기도 한다. 반면, 1형 기면병은 대체로 진단이 바뀌지 않고 유지된다. 다만 10년 이상 추적 검사를 했을 때, 일부 환자에서는 탈력발작, 낮졸림증 등의 증상이 상당히 완화되는 경우도 있다.

기면병 증상이 있으면 계속 약을 복용해야 할까? 반드시 그렇지는 않다. 약은 기면병 증상을 조절해 환자의 불편을 줄이기 위해 먹는 것이므로, 증상 조절이 필요하지 않다면 먹지 않아도 된다. 예를 들어, 특별한 일정이 없는 주말에는 졸린 만큼 잠을 자도 된다면 굳이 약을 복용하지 않아도 된다. 다만 주말을 포함해 수면 시간을 일정하게 유지하는 것이 증상 조절에 도움이 된다. 기면병 증상이 뚜렷하지만 아예 치료를 받지 않고 생활하는 사람들도 있다. 한 주부는 결혼 생활 내내 잠이 많아 게으르다고 비난받았다. 기면병 진단을 받고 나서야 그간의 오해를 풀어 마음의 안정을 찾았고, 다른 치료는 필요하지 않다고 했다. 어느 농촌 마을의 할머니는 밭을 메다가 갑자기 잠들만큼 심한 기면병을 앓고 있었다. 하지만 온 동네 사람들이 오랜 시간 자연스럽게 할머니를 이해하고 도와주었기 때문에 기면병을 진단받고도 별다른 치료를 원하지 않았다. 이처럼 기면병 치료는 환자의 상황과 필요에 따라 유연하게 접근할 수 있다.

약 먹기가 너무 힘들어요

성실하고 진중한 △△씨는 기면병으로 진단받은 후, 의사의 치료 계획을 잘 따르려 노력했다. 약을 먹기 시작한 후 계속 심장이 두근거리고 머리가 아파서 일상 생활도 어려울 지경이었지만 꾹 참고 치료를 받았다. 심한 낮졸림증에 약물 부작용까지 평생 이런 고통을 겪어야 한다는 생각에 우울증까지 생겨 학교에 나가기도 어려워졌다. 병원을 찾아왔을 때 △△씨는 병에 대한 중압감으로 너무 힘들어하고 있었다. 우선 약제를 모두 중단해보기로 하였고, △△씨는 약물 복용을 멈춘 후에 오히려 더 편안함을 느꼈다.

수기

1형 기면병 치료 8년차
대학생 여성

기면병이 내게 알려준 것

저의 기면병 증상은 초등학교 2학년 때부터 시작된 것 같습니다. 첫 기억은 수업 시간에 졸다가 선생님에게 이름을 불린 순간이었습니다. 저도 제가 왜 자꾸만 조는지 이해가 안돼서 힘들었습니다. 학교에서 제가 자주 존다는 걸 알게 된 어머니는 저를 대학병원에 데려가 여러 검사를 받게 하셨습니다. 초등학교 3학년 때 수면과다증이라는 진단을 받았지만 어린 나이였기에 약은 먹지 않았습니다.

시간이 흘러 중학교 3학년이 될 때까지 증상은 계속되었습니다. 담임 선생님은 늘 부모님께 제가 학교에서 잠을 너무 많이 잔다고 알려오곤 하셨습니다. 성적이 잘 나오지 않은 건 물론이고요. 이때부터는 친구들과 장난을 치다 힘이 빠져 멈춰서는 경우도 생겼습니다. 결국 어머니 손을 잡고 다시 병원에 갔습니다. 홍승철 교수님을 찾아 1박 2일 동안 수면 검사를 받고 기면병이라는 진단을 받았습니다. 기면병 약을 먹기 시작하면서 졸음과 가위 눌리는 일이 줄어들긴 했지만 증상이 아예 없어진 것은 아니었습니다. 고등학교 때는 하교할 때 버스를 타면 잠들어서 내릴 정류장을 놓쳐 학교에서 집까지 40분을 걸어서 집에 갔습니다.

그나마도 잠에 취해 비몽사몽 걷느라 한번은 빨간 불에 차도 보지 않고 길을 건너다 정신을 차려 깜짝 놀랐습니다. 그 후로는 집에 가다가 졸리면 버스 정류장에 앉아 잠깐 자고 다시 집에 걸어가기를 반복했습니다.

가장 힘들었던 것은 공부에 욕심이 생긴 뒤였습니다. 공부할 때 졸음을 제 의지로 조절할 수 없는 게 가장 힘들었습니다. 아무리 수업을 열심히 들어도 졸다가 놓치는 부분이 생기고, 집중하려 할수록 졸음에 무너져버리는 자신이 너무 싫었습니다. 부모님이 제 상황을 이해하지 못하시는 것도 큰 어려움이었습니다. 기면병을 알게 된 후에는 저를 이해해주실 줄 알았는데, 진단받은 후에도 늘 "왜 자꾸 졸아?" 라고 혼내셨습니다. 제 의지로 할 수 없는 부분이 있는데도 부모님께서 그렇게 말씀하시니 답답하고 속상했습니다.

하지만, 저는 하고 싶은 게 많았습니다. 그래서 긍정적으로 생각하기 위해 노력했습니다. 매년 반 친구들과 선생님들께 꼭 기면병에 대해 알리고, 어쩔 수 없이 졸게 되는 것에 대해 이해를 구했습니다. 친구들에게는 저를 깨워달라고 부탁하기도 했습니다. 꼭 가고 싶은 과가 있어서 삼수까지 했습니다. 긴 시험 시간 동안 집중하는 것은 정말 힘들었습니다. 긴 글을 읽다 보면 어느새 졸고 있었기 때문입니다. 점차 약을 늘려봤지만 수업 중 졸음은 잘 개선되지 않았습니다. 그래도 포기하지 않고 매달린 끝에 다행히 2021년, 원하는 과에 입학해 공부를 시작하게 됐습니다.

대학생이 되면서 활동량이 늘고 졸음도 약간 줄어들어 복용량도 줄였고 이제는 체중 감량을 위해 노력하고 있습니다. 초등학교 때부터 잠이 많아지면서 활동량이 줄고 급격히 살이 찌기 시작하더니 중고등학교를 거치며 체중이 더욱 증가했기 때문입니다. 삼수가 끝난 후 식단 관리와 운동을 시작했지만 기면병이 없는 언니보다 살을 빼는 게 훨씬 힘들었습니다. 기면병 약 때문인지 간혹 과식을 하거나 새벽에 일어나 무언가를 먹기도 했습니다.

수면 검사를 위해 3일간 약을 끊었을 때, 저는 걷는 것조차 힘이 빠져 부축이 필요했고, 앉아 있어도 정신은 또렷한데 몸은 계속 힘이 빠지고 잘 가눠지지 않았습니다. 밖에서 걷다가도 갑자기 몸을 못 가누는 모습을 보고서야 부모님도 제 상황을 조금 이해해주셔서 조금은 위안이 되었습니다.

요즘은 기면병에 대한 제 인식을 바꾸려고 노력하고 있습니다. 계속 원망만 한다고 해결되는 것이 아니기 때문에, 기면병으로 인해 제 생활에 어떤 점이 긍정적으로 변화했는지를 생각하고 있습니다. 예를 들어, 아침에 일찍 일어나 늦잠 자는 것을 싫어하게 되었고, 약속 시간이 있으면 항상 그보다 일찍 나가서 약속 시간에 늦지 않도록 하려는 점은 제가 부지런한 사람이라는 인식을 줍니다. 깨어 있을 때 최대한 활동적으로 움직이려고 노력하고 있습니다. 그러나 살 빼는 것은 여전히 어렵습니다.

최근에는 많은 사람들이 기면병이 무엇인지 알고 이해해주며, 수업 때 도와주는 친구들도 있습니다. 그러나 이러한 기면병의 증상들이 병이 아닌, 사람의 능력으로 인식되지 않기를 바랍니다. 기면병을 가진 사람으로서, 저는 이 질환을 극복하기 위해 계속 노력하고 있으며, 제 경험이 다른 사람들에게도 도움이 되기를 바랍니다. 많은 분들이 기면병을 이해하고 지원해주는 덕분에 조금이나마 희망을 느끼고 있습니다. 앞으로도 제 증세를 잘 관리하며, 긍정적인 변화를 지속해 나가고 싶습니다.

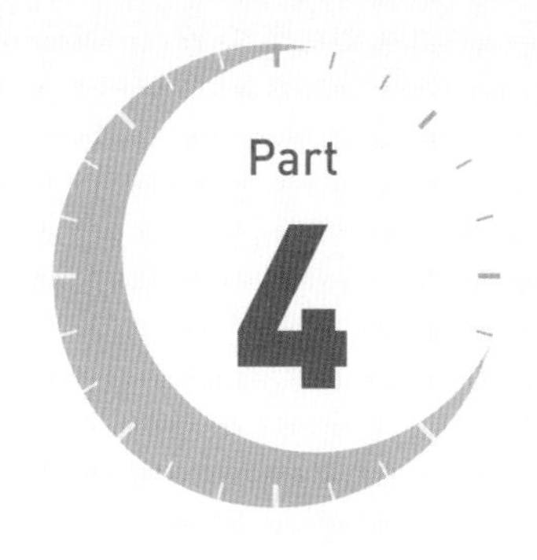

기면병 환자와 가족의 삶

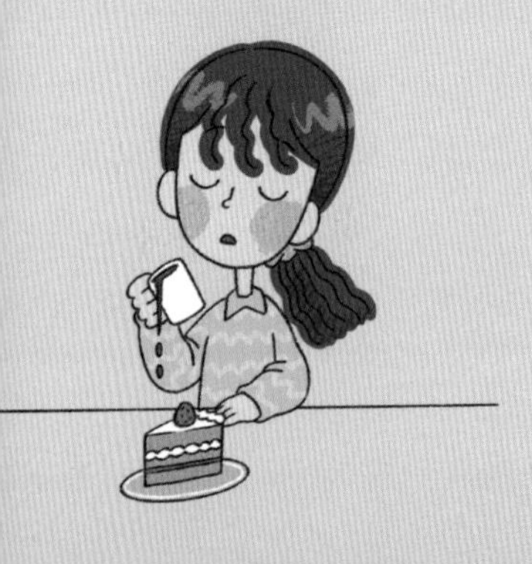

기면병에 대해 학교나 직장에 알려야 할까요?

기면병 증상이 시작되면, 환자는 증상을 관리하며 기면병과 함께 살아가는 법을 새로 익혀야 한다. 이와 함께 가족과 친구들, 학교, 직장에 기면병에 대해 알리는 것이 좋다. 많은 사람들은 기면병에 대해 잘 모르거나, 미디어를 통해 접한 과장된 이미지를 갖고 있다. 그래서 기면병 환자가 게으르거나 성의가 없다고 오해할 수도 있다. 이를 최대한 막기 위해서는 기면병의 증상과 이로 인해 겪는 일상생활의 어려움을 명확히 설명하고 이해와 도움을 구해야 한다.

물론, 현실적으로 모든 상황에서 충분한 도움을 받기는 어려울 수 있다. 하지만 주위 사람들이 기면병이 무엇인지 아는 것만으로도 상황이 좀 더 나아질 수 있다. 직장에서 20~30분간 낮잠을 잘 수 있는 시간을 갖도록 배려해 줄 수 있다면 업무 효율을 훨씬 올릴 수 있을 것이다. 또한 환자가 학교에 지각하거나 수업 중 조는 것이 마음에 달린 문제가 아닌 것을 안다면, 선생님에게 의지가 약한 학생이라고 오해를 받지는 않을 것이다.

기면병과 함께 살기

기면병으로 진단받다

기면병으로 진단받은 순간, 사람들의 반응은 다양하다. 예상했다는 듯 담담한 사람도 있고, 오래 시달려온 증상의 범인을 찾아 후련해하는 사람도 있고, 생각도 못한 진단에 당황하고 절망하는 사람도 있다. 하지만, 기면병으로 지속적인 치료가 필요하다고 해서 아무것도 할 수 없는 사람이 되는 것은 아니다. 기면병 치료를 받으면서 다양한 직종에서 업무를 소화하며 일상을 이어가는 사람들도 많이 있다. 중요한 것은 용기를 잃지 않고 기면병과 살아가는 법을 배우는 것이다.

기면병, 얼마나 치료될까?

기면병 치료에 앞서 현실적인 목표를 세우는 것이 도움이 된다. 기면병 약을 먹는다고 증상이 100% 사라지는 것은 아니다. 기면병 환자의 각성 상태가 보통 사람의 50%도 안되는 수준이었다면, 약에 잘 반응했을 때에는 80% 정도로 올라간다. 그러니까, 약을 먹어도 보통 사람으로 치면 약간 졸린 상태가 된다. 증상이 완전히 사라지길 기대하면서 용량을 너무 높이면 약물의 부작용 때문에 더 힘들어질 수 있다.

내 마음의 소리에 귀 기울이기

늘상 졸리고 피로한 것도 힘든데 주위에 설명도 해야 하고, 약도 먹어야 하고… 기면병 환자가 지치고 우울해지는 것도 무리가 아니다. 실제로 기면병과 함께 우울증이 동반되는 경우도 많다. 우울하면 더 무기력해지고 멍한 상태가 된다. 우울감이 2주 이상 지속되면 망설이지 말고 병원을 찾아 우울증인지 확인해보고 적극적으로 치료 받아야 한다. 마음이 건강해야 기면병 치료도 열심히 할 수 있다.

힘을 합쳐 이겨내기 – 한국기면병환우협회

기면병처럼 드문 질환일수록 환우들이 함께 경험과 정보를 나누며 치료를 받는 것이 큰 도움이 된다. 2007년 창립된 한국기면병환우협회narcolepsy.kr는 환우들과 보호자들이 서로의 증상과 치료 경험을 나누고 기면병의 제도적 지원을 위해 활동하고 있다. 보건복지부에서 지정하는 <희귀질환>과 <장애 정도 판정 기준>에 기면병이 포함되고, 국방부 <병역 판정 신체 검사 규칙>에 기면병 관련 항목이 추가되는 데에도 큰 기여를 했다.

환자와 가족이 함께 기면병에 대해 공부하기

기면병의 증상, 동반질환, 치료 약물과 부작용, 관련된 사회 제도… 알면 알수록 기면병과 함께 살아가는데 도움이 되는 정보들이 많다. 또한 보호자도 기면병에 대해 잘 알아야 환자를 도와줄 수 있다. 환자가 부작용 때문에 약을 안 먹을 때, 부모는 "의사 선생님이 먹으라는데 왜 약을 안 먹니?"라며 재촉할 수 있다. 부모는 걱정돼서 한 말이지만, 환자 입장에서는 안 그래도 힘든데 본인을 몰아붙이는 듯한 압박을 느낄 수 있다. 환자가 겪는 증상과 치료의 어려움을 보호자가 잘 이해하고 격려해준다면 환자에게 지지가 될 것이다.

사회 제도 속 기면병

기면병의 산정특례 적용

우리나라의 건강보험은 의료비 부담이 큰 중증, 희귀, 난치성 질환에 대해 산정특례를 적용하여 급여 항목 진료비의 10%만을 본인부담금으로 책정해 지속적인 치료를 지원하고 있다. 2009년부터 보건복지부가 기면병을 희귀난치성 질환으로 지정하여 기면병 환자들이 중증 질환 산정특례 혜택을 받을 수 있게 되었다. 기면병 진단을 위한 수면다원검사와 다중수면잠복기검사가 산정특례에 적용되면서 아래의 조건을 만족하면 검사 비용의 20%만 환자가 부담하게 되었다. 산정특례는 5년마다 갱신해야 하기 때문에 혜택 유지를 위해서는 진단 검사를 다시 진행해야 한다.

수면다원검사와 다중수면잠복기검사의 의료보험 적용

가. 급여대상

1) 아래의 가), 나) 또는 가), 다)의 조건을 만족하는 환자에서 기면병 또는 특발성 과다수면증의 진단을 목적으로 시행한 경우에 1회 인정함
   가) 웹워스 졸음증 척도 10 이상
   나) 과도한 주간졸림증이 있고, 탈력발작이 동반될 때
   다) 하루에 7시간 충분히 숙면을 취해도, 과도한 주간졸림증이 3개월 이상 지속되어 일상생활에 불편을 초래할 때
2) 상기 1)의 검사 결과가 아래의 가) 또는 나)에 해당하는 경우에 추가 1회 인정함
   가) 평균수면잠복기(mean sleep latency)는 8분 이하이나 수면개시렘수면(SOREMp)이 1회만 관찰된 경우
   나) 수면개시렘수면은 2회 이상 관찰되었으나 평균수면잠복기가 8분 초과한 경우
3) 마지막 검사 시행 6개월 이후 환자상태의 급격한 변화로 임상적으로 필요한 경우에 사례별로 인정함
4) 상기 1)~3) 이외에 시행하는 경우 '선별급여 지정 및 실시 등에 관한 기준'에 따라 본인부담률을 80%로 적용함

나. 검사항목

- 뇌파(EEG), 안전도(EOG), 근전도(EMG)를 모두 포함하여 시행하여야 함[필요시 심전도(EKG) 추가]
- 기면병 또는 특발성 과다수면증의 진단 목적 이외에 동 검사를 시행하는 경우 비급여로 함

기면병과 국방의 의무

기면병 증상의 종류와 정도는 환자마다 천차만별인데, 낮졸림증이나 탈력발작이 심한 환자는 현역으로 군복무를 소화하기 힘들고, 사건 · 사고의 위험도 있다. 다행히 병역 판정 시 기면병 증상의 영향을 고려하여 아래의 표와 같이 병역 등급을 평가한다.

병역판정검사 시 기면병에 대해 평가받기 위해서는 병무용 진단서, 수면다원검사 기록지, 다중수면잠복기검사 기록지, 진료(경과) 기록지(6개월 이상)을 제출해야 한다. 적어도 6개월 이상 꾸준한 약물 치료를

받았음에도 일상 생활에 불편함이 있는 경우로 인정되어야 4급 사회복무요원으로 판정받을 수 있다.

병역신체검사규칙 – 질병·심신장애의 정도 및 평가 기준 (기면병) 2024.02.		
판정 기준		병역 등급
향후 일정 기간 관찰이 필요한 경우		7 (재검사)
경도	기면병이 있으나 사회적·직업적 기능 장애가 없는 경우	3 (현역)
중등도	기면병으로 최근 6개월 이상의 지속적이고 충분한 약물 치료를 받았음에도 불구하고, 사회적·직업적 기능 장애가 일부 있는 경우	4 (사회복무요원)
고도	기면병으로 최근 6개월 이상의 치료를 받았음에도 불구하고 증상이 잔존하고, 검사상 지속적인 이상소견이 있거나 최근 6개월 이내에 1개월 이상 기면병으로 입원력이 확인된 사람으로 사회적·직업적 기능장애가 현저하여, 군복무에 지장이 초래된다고 판단되는 경우 * 치료제를 투약한 상태에서 시행한 다중수면잠복기검사에서 평균수면잠복기가 8분 이하로 지속되고 임상적으로 탈력발작이 확인된 경우만 해당한다.	5 (전시 근로역)

* 국제수면장애진단분류 기준에 따라 진단하고, 다른 수면장애, 기질적 질환, 정신질환, 약물이나 물질 남용에 의해 발생한 경우는 제외한다.

– 국방부령 제1139호, 2024.02 일부 개정

기면병의 장애 판정, 무엇이 문제인가?

큰 냄비를 들고 있던 요리사가 갑자기 무릎에 힘이 빠져 풀썩 쓰러지면 어떻게 될까? 뜨거운 국이 쏟아져 큰 사고로 이어질 수도 있다. 이렇게 탈력발작이 너무 심한 사람은 정상적인 직업 활동을 하는데 어려움이 생길 수 있다. 이러한 이유로 2021년 4월부터 증상이 심한 기면병 환자들은 장애로 진단되어 사회적인 혜택을 받을 수 있게 되었다.

건강보험심사평가원 자료에 따르면, 500명가량의 기면병 환자들은 하루에도 수차례씩 탈력발작이 일어나 일상 생활에 제한을 받고 있을 것으로 추산된다. 그러나 아직까지 10명 미만의 극소수만 장애 판정을 받아 장애인 등록을 하였다. 왜 더 많은 중증 기면병 환자들이 장애 판정을 받지 못하고 복지의 사각지대에 놓이게 된 것일까? 그 이유는 기면병의 장애 진단 기준이 현실과 괴리가 크기 때문이다.

현행 규정에 따라 기면병 환자가 장애로 판정받기 위해서는 '정신병적 증상'이 동반되어야 하며, 정신장애로 분류되어 있어 정신건강의학과 의사만 장애 진단을 내릴 수 있다. 그러나 기면병은 정신질환이 아닌 수면질환으로, 정신건강의학과뿐만 아니라 신경과, 이비인후과, 호흡기내과 의사들이 수면클리닉을 운영하면서 기면병을 진단하고 치료하고 있다. 또한 (깨어 있는 상태에서 경험하는) 환각, 망상, 와해된 언어 등의 '정신병적 증상'은 기면병과 관련성이 없다. 만약 기면병 환자가 정신병적 증상이 있다면, 이는 기면병 때문이 아니라 또 다른 정신병적 장애 때문일 가능성이 크다.[7]

이처럼 기면병의 본질에서 벗어난 장애 판정 기준 때문에, 심한 기면병 증상으로 사회적 배려를 받아야 할 환우들이 실제적인 도움을 받지 못하고 있다. 그러므로 현재 규정에 명시된 장애 진단 조건인 '정신병적 증상의 동반'을 삭제하고, 정신장애가 아닌 수면장애로 정확하게 분류하도록 개정할 필요가 있다.

---

7 장애정도판정기준에서는 예외적으로 기면병에서는 '입면환각'도 정신병적 증상으로 인정한다고 규정하고 있으나, 잠이 들 때 경험하는 환각인 입면환각은 증상의 원인이나 양상을 볼 때 정신병적 증상으로 보기 어려우며, 기면병의 진단에 필수적인 증상도 아니다. 따라서 입면환각의 유무를 기준으로 기면병의 장애 판정을 하는 것은 합당하지 않다.

아래의 내용은 <장애정도 판정기준> 중 기면병 관련 내용을 간추린 것이다. 원문은 보건복지부 홈페이지에서 확인 가능하다.

장애정도판정기준 [보건복지부고시 제2023-42호, 2023. 3. 21., 일부개정]

- **정신 장애**

  조현병, 조현정동장애, 양극성정동장애, 재발성우울장애, 뇌의 신경학적 손상으로 인한 기질성 정신장애, 강박장애, 투렛장애(Tourette's disorder), **기면병**

- **장애 진단 시기**

  2년 이상 성실하고 지속적인 치료를 시행했으나 치료에 반응이 없어 호전의 기미가 없을 정도로 장애가 고착된 경우에 장애로 진단할 수 있다.

- **장애 진단 기관 및 의사**

  환자를 장애 진단 직전에 1년 이상, 지속적으로(**3개월 이상의 중단 없이**) 진료한 **정신건강의학과 전문의**

  이에 해당하는 의사가 없을 경우, 진단 직전 3개월 이상 진료한 정신건강의학과 전문의가 환자가 1년 이상 지속적인 치료를 해왔는지 진단서 등으로 확인하고 진단 내릴 수 있다.

- **판정 개요**

  (1) 현재 치료 중임을 확인 (약물 복용 등)

  (2) 정신질환의 진단명 및 최초 진단 시기에 대한 확인

  : 치료약 복용 상태에서 시행한 **수면다원검사 결과지** 등

  (3) 정신질환의 상태 및 정신적 능력장애의 상태 확인

  - **정신병적 증상**이 동반된 경우 기면병을 장애로 판정할 수 있다.
    이는 원칙적으로 환각, 망상 등의 증상을 말하며, 기면병에서 나타나는 입면환각도 인정될 수 있다.
  - **기분, 의욕, 행동, 사고의 장애**가 매우 심하여 **능력장애**가 심각할 경우에도 장애로 인정될 수 있다.

〈능력장애 측정 기준〉

아래 항목에 대하여 자발적으로 적절히 행할 수 있는지, 도움이 필요한지 여부를 판단한다.

1) 적절한 음식 섭취
2) 대소변 관리, 세면, 목욕, 청소 등의 청결 유지
3) 적절한 대화 기술 및 협조적인 대인관계
4) 규칙적인 통원과 약물 복용
5) 소지품 및 금전 관리와 적절한 구매 행위
6) 대중교통이나 일반공공시설의 이용

1형 기면병 치료 9년차
30대 여성

잠은 내 친구

저는 청소년기 때부터 대학교 때까지 안 졸은 수업은 손에 꼽을만큼 거의 매일 조는 학생이었습니다. 필기를 거의 제대로 하지 못해 친구의 필기를 베끼는 것이 일상이었습니다. 저는 제 스스로 의지가 부족해서 맨날 조는 것이라고 생각했고, 졸지 않겠다고 굳게 마음을 먹어도 정신을 차려보면 또 다시 졸고 있는 제 자신이 너무 싫었습니다. 중학교 때부터 대학교 때까지 공부할 게 많은데 졸음과 함께 지내는 것이 너무 힘들었습니다.

친구들과 버스를 타면 무조건 몇 초 안에 졸음에 빠져버려서 친구들한테 미안한 적이 많았고, 저를 잘 모르는 사람은 제가 무례하다고 느끼거나 이상하게 생각하기도 했습니다. 그래서 자연스럽게 이미 저를 잘 아는 친한 친구들하고만 지내게 되었고, 인간 관계를 넓히려면 보통 사람들보다 더 많은 시간과 노력이 필요했습니다.

너무 웃기거나 슬프거나 화가 나거나 하면 근육에 힘이 빠져 주저앉거나 얼굴 근육이 움직여지지 않아 가위 눌린 것처럼 가만히 있거나 입꼬리만 경련이 일어났습니다. 길가다가 주저앉은 적도 많고 근육에 힘이 빠지면 몸이 내 맘대로 컨트롤이 되지 않아 민망하기 때문에 너무 감정이 격해지는 것을 좋아하지 않았습니다.

대학교 4학년이 되어서야 기면병 진단을 받게 됐습니다. 수면장애 수업을 들을 때 동기들이 제 증상이랑 똑같다고 하면서 병원 진료를 권유해 처음으로 병원을 찾은 것입니다. 약을 복용하기 시작한 후에는 이전보다 일상생활하기가 매우 편해졌습니다. 하지만 모든 약에는 부작용이 있듯 처음에는 약을 먹으면 심장이 빠르게 두근거리고 심장박동이 빨라져서 몇 년 동안은 힘들었습니다. 그리고 약을 먹으면 모든 것이 해결되는 줄 알았는데, 그게 아니고 약을 먹어도 먹기 전보다 괜찮은 것이지 완전 증상이 없어지는 것은 아니었습니다. 하지만, 먹는 것이 훨씬 집중하기에도 도움이 많이 되기는 했습니다.

제가 간호사로 사회생활을 시작하면서는 절대 졸면 안 되기 때문에 매운 사탕이나 캐러멜 등을 항상 주머니에 챙겨 졸릴 때마다 먹었습니다. 그런 것으로도 졸음이 달아나지 않을 때는 스스로 꼬집은 적도 있었고, 화장실에 가서 2~3분 눈감고 잤던 적도 많습니다. 간호사는 계속 움직여야 하는 바쁜 업무이기 때문에 빨리 잠을 쫓아야 하거나 쫓을 시간이 없을 때도 많지만 일의 효율성을 위해 그렇게 잠깐 눈을 붙이고 나면 그 전보다는 나아졌던 것 같습니다. 매일 출근하면 아이스 아메리카노를 원샷하고 시작하는 날이 많았습니다.

저는 졸음 때문에 단순 사무직 업무가 제일 힘들어서, 이직을 할 때 적당히 출장도 가는 업무를 골라야 했습니다. 그래서 본의 아니게 직장 선택에도 제한이 많이 있었습니다. 요즘도 매일 약을 복용하지만, 졸음과 항상 같이 살고 있는 중이며 요즘에도 늘 매운 사탕을 매일 들고 다니며 졸음을 이겨내려고 노력하는 중입니다. '기면병'이라는 질병이 나이가 들수록 나아진다고는 들었으나 정확하진 않아 그저 증상 완화를 기대하며 졸음과 친구처럼 함께 살아가고 있습니다.

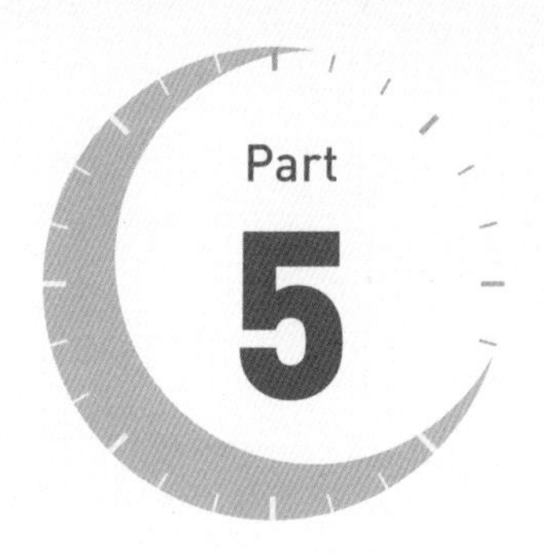

기면병, 자주 묻는 질문

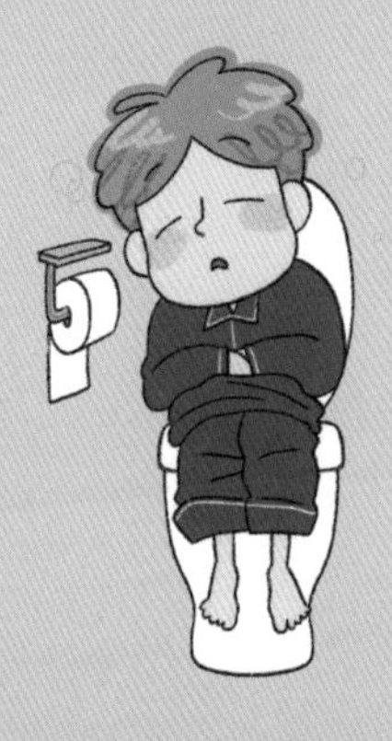

☾ 환우들의 고민 해소에 조금이나마 도움이 되길 바라며, 기면병환우협회에서 보낸 질문을 모았다.

기면병의 역학

01. 기면병 발병의 원인이 유전적인 경우는 어느 정도인가요?

02. 기면병은 남성에게 더 많이 발생하나요?

약물 치료

03. 기면병 약을 먹어도 낮졸림증이 심해요.

04. 약을 매일 꾸준히 먹어야 하나요?

05. 밤에 잠이 안 와요.

06. 약을 오래 먹으면 내성이 생기나요?

07. 기면병 약이 임신에 영향을 주나요?

08. 기면병 환자가 조심해야 할 약이 있나요?

09. 신약이 개발되고 있나요?

약물 치료의 부작용

10. 기면병 약제의 부작용에는 어떤 것이 있나요?

11. 두통이 너무 심하면 어떻게 해야 하나요?

12. 모다피닐을 먹고 눈이 건조하고 충혈이 생겨요

13. 와킥스 복용 후 입마름이 생길 수 있나요?

14. 약을 먹으면 체중이 증가하나요?

15. 소화가 잘 안 돼요.

약물 이외의 치료 방법

16. 기면병 초기에 면역 치료를 할 수 있나요?

17. 약 복용 이외에도 기면병에 도움이 되는 치료법이 있나요?

18. (약 먹으면서) 술을 마셔도 되나요?

19. 교대근무를 해도 될까요?

20. 낮잠을 많이 자도 되나요?

기면병의 경과(시작과 끝)

21. 기면병이 늦은 나이에 생기기도 하나요?

22. 탈력발작이 나중에 생길 수도 있나요?

23. 기면병은 점점 증상이 좋아지나요?

24. 기면병은 완치가 되나요?

기면병의 다른 증상들

25. 아침에 일어나기가 너무 힘들어요.

26. 꿈을 너무 많이 꿔요.

27. 기억력이 떨어져요.

28. 물건이 두 개로 보여요.

기면병과 함께 오는 질환들

29. 잠을 많이 자면 알츠하이머치매나 파킨슨병의 위험성이 더 높나요?

30. 기면병과 우울증이 관련이 있나요?

31. 기면병과 ADHD가 관련이 있나요?

32. 기면병은 폐쇄성 수면무호흡증을 악화시키나요?

기면병의 진단

33. 국내에 골수검사로 기면병 진단 받을 수 있는 곳이 있나요?

34. 수면 검사를 다시 하면 결과가 달라지기도 하나요?

35. 왜 5년마다 수면 검사를 다시 해야 하나요?

기면병의 역학

01. 기면병 발병의 원인이 유전적인 경우는 어느 정도인가요?

일반적인 발병률은 0.05%(2천 명 중 한 명) 정도로 알려져 있는데 부모가 기면병일 경우에는 20~30배 정도 더 높다고 합니다. 아이에게 기면병이 발병할 확률은 약 1% 내외로 추정할 수 있습니다.

02. 기면병은 남성에게 더 많이 발생하나요?

국제적으로는 남녀 차이가 크게 없는 것으로 보고되고 있습니다. 국내에서는 병역 등의 이유로 남성이 더 적극적으로 검사를 받아 여성들에 비해 진단을 더 많이 받게 된 것으로 보입니다.

약물 치료

03. 기면병 약을 먹어도 낮졸림증이 심해요.

1년 전 진단을 받고 약을 계속 먹고 있지만, 낮에 '참을 수 있는 정도'의 졸림이 계속됩니다. 이 상태를 견뎌야 하나요? 아니면 약을 늘려야 하나요?

기면병 약에 잘 반응해도 졸린 증상이 완전히 사라지는 것은 아닙니다. 사람에 따라 다르지만, 약에 잘 반응해도 증상의 20~30% 정도는 남기 때문에 약간 졸린 것은 정상적인 반응입니다.

약을 먹어도 너무 많이 졸리다면 ① 현재 먹고 있는 약을 증량해보거나, ② 다른 계열의 약으로 바꾸거나, ③ 다른 계열의 약을 추가해볼 수 있으며, ④ 약을 아침, 점심에 2번 복용해 볼 수 있습니다. 주치의와 상의하여 본인이 견딜 수 있는 만큼의 부작용만 발생하면서 필요한 만큼 낮졸림증이 조절되는 약의 조합과 용량을 찾아야 합니다.

04. 약을 매일 꾸준히 먹어야 하나요?

우리 아이는 올해 기면병으로 진단받고 꾸준히 치료를 받고 있습니다. 그런데 약을 먹으면 울렁거림이 심해 밥을 잘 못 먹습니다. 약을 매일 빠지지 않고 먹어야 하는지, 주말 등 꼭 필요하지 않을 때는 먹지 않아도 되는지 궁금합니다.

기면병 치료는 현재 원인을 제거할 수 있는 방법이 없으므로 '증상 조절'을 목적으로 합니다. 주말에는 잠을 많이 자고 쉬어도 된다면 약을 꼭 먹지 않아도 됩니다. 다만, 약을 꾸준히 복용하다가 갑자기 중단하면 반동 현상으로 증상이 더 심하게 나타날 수 있습니다. 또한 매일 같은 생활 패턴을 유지하는 것이 기면병 증상을 관리하는데 도움이 됩니다.

05. 밤에 잠이 안 와요.

기면병 약을 먹고 나서 새벽 4시까지 잠이 잘 안 옵니다. 수면제를 먹어도 될까요?

기면병 약이 각성 작용을 일으키기 때문에 불면증이 생길 수 있습니다. 약물의 용량을 줄이거나, 아침 식후에만 약을 먹고 점심 이후에는 약을 먹지 않으면 나아질 수 있습니다. 주치의와 상의하여 약제 복용 방법을 바꿔야 합니다. 그래도 밤에 잠을 잘 못 자면 수면제를 소량 사용해보는 방법도 있습니다.

06. 약을 오래 먹으면 내성이 생기나요?

기면병 약을 오랫동안 먹고 있는데, 전보다 약의 효과가 떨어지는 것 같습니다. 혹시 한 가지 약을 오래 복용하면 안 좋은 영향이 있을까요? 약을 바꾸는 것이 좋을까요?

한 가지 약을 오랫동안 복용해도 큰 문제는 없기 때문에, 내성이나 부작용 등의 문제가 생기지 않았다면 복용을 지속해도 괜찮습니다. 약을 장기 복용하면 약물 효과에 익숙해져 효과가 없다고 착각하는 경우가 많습니다. 약이 효과가 없다고 임의로 복용을 중단했다가 증상이 심해지는 경우를 흔히 볼 수 있습니다.

내성이 의심되는 경우, 약제를 변경해 볼 수 있습니다. 장기 복용 시에는 두통, 불면증, 불안, 심혈관계 질환 등이 생길 수도 있으므로 이러한 증상이 생기면 의사와 상의해야 합니다. 탈력발작 치료에 쓰이는 벤라팍신은 내성보다 금단 증상이 문제가 되므로 복용을 중단하려면 서서히 줄여야 합니다.

07. 기면병 약이 임신에 영향을 주나요?

임신 중 안전하게 복용할 수 있는 약은 한정적입니다. 안정성을 확인하기 위한 임상 시험을 진행하기가 무척 어렵기 때문입니다. 더군다나 희귀병인 기면병의 치료 약제에 대한 정보는 더 부족합니다. 그렇기 때문에 환자의 상황에 맞게 득실을 따져 약물 복용을 결정해야 하므로, 주치의와 상의해 치료 계획을 세워야 합니다. 대개 임신 첫 3개월에는 약을 중단할 것을 권하는데, 이는 아기의 심장, 폐 등 중요 기관이 형성되는 시기이기 때문입니다. 이후에도 기면병 증상이 심하다면 임신 중이라도 용량을 줄여 약물 복용을 지속해 볼 수 있습니다.

낮졸림증에 대한 약제 중에는 메틸페니데이트가 다른 약에 비해 더 안전하지만, 누비질이나 프로비질도 완전한 금기는 아니기 때문에 약물 복용 중 임신이 되더라도 임신을 중단할 필요는 없습니다.

08. 기면병 환자가 조심해야할 약이 있나요?

기면병 환자는 수면과 각성에 영향을 줄 수 있는 약을 조심해야 합니다.

각성제, 수면제, 항우울제는 기면병 증상에 큰 영향을 끼칠 수 있으므로 주치의와 상담이 필요합니다. 알레르기나 멀미 치료에 쓰이는 1세대 항히스타민제 또한 졸음을 유발하므로 주의해야 합니다.

기면병 치료제인 모다피닐, 아모다피닐을 복용 중인 여성은 피임제의 피임 효과가 떨어질 수 있으므로 부가적인 피임 도구를 사용해야 합니다. 메틸페니데이트를 복용 중인 경우, 술을 마시면 중추신경계 이상 반응이 증가할 수 있으므로 자제해야 합니다.

가정에서 많이 복용하는 진통제(NSAID, 타이레놀), 알레르기약(2세대 항히스타민제)은 기면병 약물에 큰 영향을 끼치지 않지만 장기 복용할 경우 의사와 상담하는 것이 좋습니다.

병원이나 약국에서는 항상 자신이 복용 중인 약의 종류에 대해 알리는 것이 좋습니다. 상호작용이 있는 약들을 주의해야 하기 때문입니다. 직접 정보를 찾아보고 싶다면 '약학정보원' 홈페이지에서 약을 검색하여 '상호작용' 탭을 살펴보면 됩니다.

09. 신약이 개발되고 있나요?

현재 기면병 치료 약물은 단순히 증상을 조절하고 있지만, 수년 내에 기면병의 원인인 오렉신 저하를 직접적으로 치료할 수 있는 기전을 가진 신약이 출시될 전망입니다. 이 약물은 오렉신 기능을 강화시켜 기면병에서 오렉신 부족으로 생기는 다양한 증상을 폭넓게 완화시켜줄 것으로 기대됩니다. 본원(성빈센트병원)도 2024년 11월부터 해당 약물의 임상 시험에 참여하고 있습니다.

10. 기면병 약제의 부작용에는 어떤 것이 있나요?

기면병의 약물 치료로 인한 가장 흔한 부작용은 두통입니다. 특히 모다피닐, 아모다피닐을 처음 복용할 때 두통이 매우 흔하게(30% 이상) 발생합니다. 대개는 일시적이기 때문에 복용을 지속하면 점차 나아집니다. 식욕저하, 우울감도 흔하게 발생할 수 있습니다. 메틸페니데이트는 중추신경계를 자극해 심계항진(두근거림), 불안, 우울 등의 증상을 보일 수 있습니다.

약물을 처음 복용하거나 용량을 올렸을 때 부작용이 잘 발생하는데, 이런 경우에는 계속 약을 먹으면서 몸이 약에 적응하기를 기다려볼 수 있습니다. 하지만 2~3주 이상 약을 먹어도 부작용이 지속되면 용량을 줄이거나 다른 약제를 사용해보는 것이 좋겠습니다. 치료 계획의 변경은 환자 혼자서 하는 것이 아니라, 반드시 의사와 상담하여 신중하게 이루어져야 합니다.

11. 두통이 너무 심하면 어떻게 해야 하나요?

누비질정, 프로비질정, 페니드… 어떤 약이든, 어떤 용량이든 약을 복용하면 두통이 생기고 강도가 심해집니다. 뇌 MRI는 이상이 없다고 하는데, 약 때문에 두통이 생기는 게 맞나요? 이런 경우에는 어떻게 극복할 수 있을까요?

복용하셨던 약물 모두 부작용으로 두통을 일으킬 수 있습니다. 대개는 약을 처음 먹기 시작할 때 일시적으로 발생하고, 계속 약을 먹다 보면 점차 사라지게 됩니다. 주치의와 상의하여 용량을 낮춰 복용을 지속하면서 경과를 봐야 합니다. 누비질정, 프로비질정, 페니드 중에서는 페니드가 그나마 두통이 적게 나타납니다. 기면병 약과 함께 두통약을 복용하는 것도 고려할 수 있습니다. 두통이 나아지지 않고 계속된다면 다른 치료 약제를 고려해야 합니다.

12. 모다피닐을 먹고 눈이 건조하고 충혈이 생깁니다. 약 때문일까요?

모다피닐은 입과 눈을 건조하게 만들 수 있습니다. 눈이 계속 건조하면 충혈, 시야흐림을 일으킬 수 있기 때문에 인공눈물을 사용해 볼 수 있습니다. 인공눈물을 사용해도 안구건조증이 나아지지 않는다면 주치의와 상의하여 기면병 약제를 교체하는 편이 좋습니다.

13. 와킥스 복용 후 입마름이 생길 수 있나요?

와킥스 복용 후, 흔하지 않지만(<1%) 입마름이 발생할 수 있습니다. 보다 더 흔한 부작용은 두통이나 불안감, 불면증, 소화불량입니다. 지속되는 불편한 증상이 있다면 주치의와 상의해야 합니다.

14. 약을 먹으면 체중이 증가하나요?

기면병 치료에 쓰이는 약물은 대개 식욕 저하를 일으켜 체중 감소를 일으키지만, 흔하지 않게 체중을 오히려 증가시킬 수 있습니다. 하지만 기면병 약보다는 기면병 자체의 증상으로 인해 신진대사 기능이 떨어지고 신체 활동이 줄어 체중이 증가할 수 있습니다. 체중이 증가하면 다양한 합병증이 발생할 수 있고 수면의 질을 낮출 수 있기 때문에 체중을 조절하는 것이 좋습니다.

15. 소화가 잘 안 돼요.

저는 2년 전 기면병 진단을 받고 꾸준히 약물 치료를 받고 있으나 부작용으로 약물 조절에 어려움을 겪고 있습니다. 현재는 누비질정, 페니드정을 아침에 1정씩 복용하고 있는데, 소화불량과 식욕저하로 식사를 잘 못하고 있습니다. 너무 조금 먹으면 울렁거리고 헛구역질을 하고, 거기서 더 먹으면 3~4시간 동안 명치가 답답합니다. 게다가 조금만 매운 음식을 먹어도 위가 너무 아픕니다. 혹시 약 때문에 오는 증상일까요?

복용 중이신 약물 중 특히 누비질정이 흔하게 울렁거림, 복통, 소화불량을 일으킬 수 있습니다. 누비질정의 부작용은 용량에 비례하여 나타나기 때문에 용량을 줄여서 복용하는 방법이 있습니다. 그래도 불편한 증상이 지속된다면 주치의와 상의하여 누비질정이 아닌 다른 약을 시도해보시는 것이 좋겠습니다.

약물 이외의 치료 방법

16. 기면병 초기에 면역 치료를 할 수 있나요?

기면병은 자가면역반응이 활성화되어 오렉신 분비 세포가 파괴되면서 증상이 시작되는 것으로 알려져 있습니다. 면역 치료는 자가면역반응이 일어나는 기면병 초기에 면역글로불린으로 자가면역반응을 억제하여 기면병 진행을 막는 치료 방법입니다.

기면병 환자에 면역 치료를 시행해 효과가 있었다는 사례 보고가 있지만, 아직까지 치료 지침에 면역 치료를 포함할 만큼의 자료는 없습니다. 또한 오렉신 분비 세포가 90%가량 파괴되어야 기면병 증상이 나타나기 때문에, 기면병 초기의 환자를 선별해내는 것도 쉽지 않습니다.

17. 약 복용 이외에도 기면병에 도움이 되는 치료법이 있나요?

기면병 증상을 잘 조절하려면 약 복용뿐만 아니라 생활 습관 조절이 함께 이루어져야 합니다. 규칙적인 수면 패턴을 유지하고 밤에 충분한 수면을 취해야 합니다. 그래도 졸림이 너무 심하면 짧게 낮잠을 자는 것도 좋습니다. 술, 담배, 커피 등은 낮졸림 증상을 악화시킬 수 있어 피해야 하고, 규칙적인 운동과 함께 스트레스 관리를 해야 합니다.

18. (약 복용 시) 술을 마셔도 되나요?

모다피닐과 이펙사 복용 후 술을 먹었다가 졸도할 뻔한 적이 있습니다. 기면병 약을 먹을 때는 술을 마시면 안 되나요?

모다피닐, 이펙사를 비롯한 기면병 약물 복용 중 술을 마시면 어지럼증, 졸림, 인지기능저하, 블랙아웃(필름 끊김) 등의 부작용이 생길 수 있으므로 피해야 합니다. 또한 기면병 약을 먹고 있지 않더라도 음주는 수면의 질을 떨어뜨려 기면병 증상을 악화시키므로 되도록 금주하는 것이 좋습니다.

19. 기면병 환자가 교대 근무를 해도 될까요?

기면병 환자는 일반 사람들보다 수면 부족이나 수면 패턴의 변화에 더 민감하게 반응하기 때문에, 교대 근무는 하지 않는 것이 좋습니다. 하지만 불가피하게 교대 근무를 해야 한다면, 일정에 맞춰 복약 및 수면 시간을 계획해야 합니다. 예를 들어, 밤에 일하고 아침에 퇴근한다면 밤에 일을 시작하기 전 치료약을 복용해야 합니다. 그리고 시간대별로 일지를 작성해 증상을 관찰하며 계획을 조정하는 것이 좋습니다.

20. 낮잠을 많이 자도 되나요?

기면병 증상의 호전을 위해서는 규칙적인 생활 습관을 유지해야 합니다. 특히 잠들고 일어나는 시간은 일정하게 유지하는 것이 좋습니다. 낮잠을 너무 많이 자면 밤에 잠을 잘 못 자게 되기 때문에, 낮잠은 꼭 필요할 때 30분 이내로 자는 것이 좋습니다. 대개 낮잠을 자고 나면 1~2시간 정도는 개운함을 느낍니다.

기면병의 경과(시작과 끝)

21. 기면병이 늦은 나이에 생기기도 하나요?

기면병이 시작되는 나이는 주로 10대 후반에서 30대 초반입니다. 80%가량은 25세 이전에 발병합니다. 하지만 모든 환자가 그런 것은 아니며, 5% 정도는 50대 이후에 발병합니다.

22. 탈력발작이 나중에 생길 수도 있나요?

저희 아이는 아직 고등학생인데, 작년에 낮졸림증이 시작되어 기면병으로 진단을 받았습니다. 아직 탈력발작까지 보인 적은 없는데 혹시 앞으로 생길 수도 있을까요?

탈력발작이 동반되는 1형 기면병에서 낮졸림증과 탈력발작은 동시에 나타나기도 하지만, 낮졸림증이 나타난 후에 탈력발작이 뒤따라 나타나기도 합니다. 낮졸림증이 나타난 후 5년 이상 지나서 탈력발작이 생기기도 합니다.

23. 기면병은 점점 증상이 좋아지나요?

주치의는 15살인 저희 아이가 클수록 증상이 줄어들 것이라 하셨는데 정말 그럴까요?

개인마다 다르지만, 시간이 지나면서 발병 초기보다 증상이 좋아지는 경우가 많이 있습니다. 진단을 받고 15년 이상 지난 환자분들 중에는 증상이 많이 줄어들었다고 하는 경우도 많습니다. 진단 시 낮졸림증만 있고 탈력발작이 없는 경우 좀 더 치료 경과와 예후가 좋습니다.

24. 기면병은 완치가 되나요?

완치가 어려우면 평생 약을 먹고 살아야 하나요?

현재까지 기면병의 치료약은 증상 조절을 목표로 하고, 원인을 제거하지 못하기 때문에 완치가 가능한 병이라 말하기는 어렵습니다. 10년 이상 시간이 흘러 환자를 다시 살펴보았을 때 일부의 환자는 증상이 많이 줄어든다는 보고도 있지만, 나이를 먹어도 계속 약을 먹어야 증상이 조절되는 환자도 많습니다. 증상이 거의 없어지거나, 증상이 익숙해져서 불편하지 않다면 약은 계속 복용하지 않아도 됩니다.

기면병의 다른 증상들

25. 아침에 일어나기가 너무 힘들어요.

부모님과 떨어져 대학을 다니고 있는데, 알람을 수십 개씩 맞춰 놓아도 아침에 일어나지 못합니다. 아침 수업을 못 들어가 학사경고까지 받고 지금은 휴학 중입니다. 아침에 잘 일어날 수 있는 방법이 없을까요?

기면병 증상으로 밤에 잠을 잘 못 자면 아침에 일어나기가 더욱 힘듭니다. 기면병 증상 조절을 위해 약물 치료를 하면서 생활 습관 교정을 함께 해야 합니다. 밤에 좀 더 일찍 잠자리에 들고, 수면위생을 철

저히 지키고, 매일 같은 수면 패턴을 지켜야 합니다. 기면병이 심하면 최대한 노력해도 밤에 잠을 잘 자지 못해 아침에 일어나기 어려울 수 있습니다. 아침 수업을 되도록이면 피하고, 피할 수 없다면 학교에 이와 같은 상황에 대한 이해를 구해야 할 수도 있습니다. 또한 기면병 이외의 수면 장애가 동반되어 있지 않는지 살펴보는 것이 좋겠습니다.

26. 꿈을 너무 많이 꿔요.

잠깐 눈을 붙일 때도, 밤에 잘 때도 꿈을 너무 많이 꿔서 힘듭니다. 꿈을 덜 꾸려면 어떻게 해야 하나요?

꿈은 주로 렘수면을 할 때 나타나는데, 기면병 환자는 렘수면이 억제되지 않고 나타나 꿈을 더 많이 꿀 수 있습니다. 렘수면을 억제하는 항우울제를 복용하면 꿈을 많이 꾸거나 가위에 눌리는 증상을 줄일 수 있습니다.

27. 기억력이 떨어져요.

기억력이 눈에 띄게 감소했습니다. 가족들이 제가 했던 행동을 구체적으로 말해줘도 그 상황 자체가 전혀 기억나지 않아 충격적이었습니다. 제가 바보가 된 것 같습니다. 이것도 기면병이나 약물 때문인지 알고 싶습니다.

기면병 환우 중 기억력 감퇴를 경험하는 사람이 많습니다. 이는 인지 기능 자체의 문제보다는 낮졸림증 때문에 생긴 증상일 가능성이 큽니다. 잠이 덜 깨서 비몽사몽한 상태에서 내가 했던 말이나 행동을 잘 기억하기 어려운 것과 같은 원리입니다. 심지어 나도 모르게 글을 쓰거나, 말을 하거나, 집안일 등 반복적인 행동을 하기도 하는데 이를 '자동행동증'이라고 합니다. 약물 치료와 생활 습관 조정을 통해 낮졸림증이 조절되면 이런 경험도 줄어들 것입니다.

28. 물건이 두 개로 보여요.

특히 졸릴 때 시야가 흐릿해지면서 두 개로 보였다가 돌아오는 복시 증상이 있습니다. 이거는 약물 부작용인가요? 졸려서 생기는 증상인가요?

약물 부작용이라기보다는 졸린 증상 때문에 나타나는 증상으로 보입니다. 참고로 탈력발작으로 안구 근육의 힘이 빠져 복시가 발생할 수도 있습니다.

기면병과 함께 오는 질환들

29. 잠을 많이 자면 알츠하이머 치매나 파킨슨병의 위험성이 더 높나요?

기면병 환자에서 알츠하이머 치매나 파킨슨병의 발병률이 더 높은지에 대한 연구는 아직 제한적이기 때문에 판단하기에 어려움이 있습니다. 다만, 오히려 잠을 적게 자는 것이 치매 발생의 위험을 높인다는 연구 결과가 있습니다.

30. 기면병과 우울증이 관련이 있나요?

적어도 30% 이상의 기면병 환자가 기분장애, 특히 우울증을 앓고 있습니다. 오렉신이 부족하면 오렉신과 상호작용하는 모노아민 신경전달물질(세로토닌, 도파민, 노르에피네프린 등)의 기능이 떨어져 기분저하, 우울감, 동기부여 감소를 겪을 수 있습니다. 또한 기면병 증상과 치료 과정의 어려움으로 인한 스트레스도 우울감을 유발합니다. 실제로 자살률도 좀 더 높게 나타납니다. 그렇기 때문에 기면병 치료를 진행할 때 우울증 증상이 없는지 잘 확인하고 치료를 받는 것이 중요합니다.

31. 기면병과 ADHD가 관련이 있나요?

기면병 환자는 ADHD의 유병률이 기면병이 없는 사람들에 비해 2배 이상 높습니다. 이는 오렉신이 부족해지면서 오렉신과 상호작용하는 도파민의 기능도 떨어져 ADHD 증상을 나타낼 수 있기 때문입니다. 기면병과 ADHD 모두 중추신경계 각성제인 메틸페니데이트를 치료제로 사용할 수 있습니다.

32. 기면병은 폐쇄성 수면무호흡증을 악화시키나요?

기면병 자체가 폐쇄성 수면무호흡증을 일으키는 것은 아니지만, 기면병 증상으로 체중이 증가하면 수면무호흡증이 발생하기 쉽습니다. 폐쇄성 수면무호흡증 자체도 낮졸림증을 일으키기 때문에, 기면병만 있을 때보다 더 심한 증상을 겪게 만듭니다. 따라서 체중을 감량하고 양압기를 사용해 폐쇄성 수면무호흡증에 알맞은 치료를 병행해야 합니다.

기면병의 진단

33. 국내에 골수검사로 기면병 진단받을 수 있는 곳이 있나요?

골수검사로 체득한 뇌척수액에서 오렉신의 농도를 확인하여 기면병을 진단받을 수 있지만 필수 요건은 아닙니다. 국내에는 현재 뇌척수액의 오렉신 농도를 검사하는 병원이나 기관이 없습니다.

34. 수면 검사를 다시 하면 결과가 달라지기도 하나요?

다양한 요인이 검사 결과에 영향을 끼칠 수 있습니다. 검사 전 수면에 영향을 줄 수 있는 약을 먹었거나, 잠을 너무 많이 잤거나, 지나치게 긴장한 경우 검사 결과가 왜곡될 수 있습니다. 그래서 정확한 검사 결과를 얻기 위해서는 검사 전 유의사항을 숙지하고 컨디션을 조절하며 검사를 준비해야 합니다. 만약 임상적으로 확실한 증상이 있는데 수면 검사에서 기면병이 아닌 것으로 나왔다면, 의사의 판단에 따라 재검사를 시행할 수도 있습니다.

또한 시간이 지나 검사 결과가 달라질 수도 있습니다. 특히 탈력발작이 없는 2형 기면병은 나중에 재검사를 했을 때 특발성 과다수면증, 정상 소견 등으로 결과가 바뀌는 경우도 많이 있습니다. 드물게는 탈력발작을 동반하면서 1형 기면병으로 진단이 바뀌기도 합니다.

35. 왜 5년마다 수면 검사를 다시 해야 하나요?

기면병은 보건복지부가 정한 희귀 질환으로 진료비의 10%만 환자가 부담하도록 하고 있습니다. 이와 같은 혜택을 유지하기 위해 수면다원검사와 다중수면잠복기검사를 5년마다 다시 시행하여 기면병을 계속 앓고 있는지 확인하도록 규정되어 있습니다. 또한 재검사를 통해 증상의 호전 여부와 경과를 판단할 수 있습니다.

1형 기면병 치료 4년차
대학원에 다니는 20대 남성

보이지 않는 휠체어를 타다

전역 후 시작된 졸음

제가 기면병 증상을 처음 느낀 건 2021년도에 군대를 전역하고 나서 학교를 복학하고 약 1년이 지났을 때였습니다. 기면병의 원인에 대해서는 과학적으로 확실하게 나와 있지 않지만 스트레스나 우울증이 기면병 증상이 시작되는데 영향을 끼칠 수 있다는 내용을 본 기억이 있습니다. 저는 아마도 군생활 중 극심한 스트레스를 받아 기면병이 촉발되지 않았을까 싶습니다.

복학 후에는 강의가 끝나고 귀가하면 낮잠을 자기 바빴고 잠에서 깨면 보통 밤이 되어 있었습니다. 뭔가 이상하긴 했지만 병이라고는 생각 못하고 단순히 잠이 많아졌다고 생각했습니다. 그러나 점점 심해져 학교 과제나 시험을 대비하는 것이 버거워졌습니다. 그나마 코로나의 여파로 온라인 수업이 많아지면서 저는 학점을 여유롭게 신청해 학교 생활을 이어갈 수 있었습니다.

그러다 도저히 안될 것 같아 잠과 관련된 병을 찾아보다가 기면병에 대해 알게 됐습니다. 기면병이라는 단어를 들어는 봤지만 저 또한 당사자가 되기 전까지는 자세히 알지 못했습니다. 단지 잠이 오는 병, 운전하다가 잠들어버리는 병이라고만 알고 있었습니다. 처음 기면병 검사를 받았을 때에는 애매한 결과가 나왔습니다. 기면병 충족 요건인 낮잠 중 렘수면은 확인이 되었으나 잠드는 시간이 기준보다 길게 나와 기면병 약을 처방받지 못했습니다. 그나마 처방받을 수 있는 페니드를 복용하면서 약 1년을 더 버텼습니다. 처음에는 페니드로 잠이 많이 줄었지만 점점 내성이 생겨 다시 일상 생활이 어려워져 출석만 겨우 하는 수준으로 학교를 다녔습니다. 그리고 이때부터 자꾸 몸에 힘이 빠지고 가위에 눌리기 시작해 더 혼란스러웠습니다. 당시에는 이것도 기면병 증상인 줄은 몰랐습니다.

진단과 치료의 길목에서

시간이 지나 2022년 겨울, 기면병 검사를 다시 해보니 기면병 진단 조건에 해당되어 겨우 진단을 받았습니다. 각성제 처방을 받으며 잠시 생활이 양호해졌지만, 약물 복용이 쉽지는 않았습니다. 돌이켜보면 우울증과 과도한 스트레스로 어떤 약을 먹어도 몸이 받아들이지 못했던 것 같습니다. 동반된 우울증에 대해선 제대로 된 치료가 이뤄지지 않아 기면병과 우울증의 증상으로 버티기 너무 힘든 나날이었습니다. 결국 또 그렇게 1년을 버티면서 주로 집에서 잠자고 밥 먹고 하는 일상을 보냈습니다. 그 당시엔 방 정리나 몸을 씻는 일조차 졸리고 몸이 무거워 너무 벅찼습니다. 결국 2024년 1월 초에 정신과 입원을 하게 됐습니다. 그 후 항우울제 처방을 받아 지금까지 꾸준히 복용하고 있고, 각성제도 계속 바꾸고 단약도 해보고 커피도 마시고 하다가 결국 누비질로 정착해 복용하고 있습니다.

기면병 환자의 삶과 도전

기면병 환자의 삶은 기면병 환자 당사자만이 그 무게를 온전히 느낀다고 생각합니다. 기면병이 힘든 것은 기면병 자체 증상인 주간 졸림, 가위 눌림, 수면 마비, 탈력 발작 등등이 첫 번째이고 두 번째는 사람들의 기면병에 대한 부족한 인식과 부주의한 태도입니다. 기면병 환자는 휠체어를 타지도 않고, 다르게 생긴 것도 아니기 때문에 눈에 잘 띄지 않습니다. 그래서 기면병 증상으로 인한 불편이 큰데도 공감 받기가 어렵고 복지의 사각지대에 놓여있습니다. 기면병은 그냥 조금 졸린 병이 아니라, 완치가 힘든 불치병, 희귀병입니다. 기면병에 걸렸다는 것 자체가 삶의 의지가 꺾이는 일입니다.

저는 위에 적은 기면병 증상 대부분을 겪고 있습니다. 기면병 때문에 대학을 졸업하기 위해 필요한 출석, 과제, 시험을 수행하는데도 극심한 애로가 있었고, 친구를 만나거나 사회 생활을 하는 것에도 엄청난 제약이 생겨 결국 혼자 있기를 택하게 됐습니다. 저녁 약속 한번 나가는 것이 저에게는 세상에서 가장 어려운 일이었습니다. 저녁 시간대에는 각성제 효과도 줄고 잠이 쏟아지듯 오기 시작하기 때문입니다. 이러한 기면병 증상으로 스트레스를 받고, 그 스트레스로 우울증이 심해지고, 그로 인해 기면병 증상이 심해지는 악순환을 겪고 있습니다.

기면병 증상은 사람마다 전부 다 다르고 그 경중도 다 다르기에 환우들이 각각 겪는 어려움 또한 개별적이고 상대적입니다. 저는 증상이

가볍지 않아 남들처럼 매일 출근하는 회사도 다니지 못하고, 연기를 하는 배우라는 꿈도 강제로 포기할 수밖에 없었습니다. 공부, 영상 시청, 독서도 거의 하지 못합니다. 핸드폰 하는 것조차 집중하기가 어려운 수준입니다. 밥도 마음 편히 먹지 못하는 게, 식곤증이 겹치면 너무 힘들어져서 어쩔 수 없이 식단을 관리해야 합니다. 운전도 면허는 있지만 안전 때문에 할 계획이 없습니다. 그렇다고 해서 대중교통을 타는 것도 쉬운 건 아니고요.

보이지 않는 휠체어를 타고

기면병 때문에 저의 삶은 많은 것이 변했고 많은 것이 망가졌습니다. 매일이 졸리고, 하루 종일, 지금 이 글을 쓰는 지금도 졸음이 느껴집니다. 하지만, 저는 그래도 살아가고 있습니다. 약을 꾸준히 복용하고, 운동해서 몸을 깨우고, 규칙적으로 낮잠을 자는 것도 도움이 됐습니다. 최대한 일정한 수면 패턴을 유지하면서 증상을 조절하기 위해 노력하고 있습니다. 요즘은 취미로 기타도 치고 있습니다. 운 좋게 일주일에 한번, 아침 일찍 2시간만 일할 수 있는 자리가 생겨 카페에서 아르바이트도 하게 됐습니다. 이걸로는 소득이 턱없이 부족해 앞으로의 미래가 걱정이 되지만, 할 수 있는 일을 찾는 것도 쉽지가 않습니다.

이 글을 통해 더 많은 분들이 조금이나마 기면병을 이해할 수 있기를 바라며, 사회적인 처우도 나아지길 바랍니다.

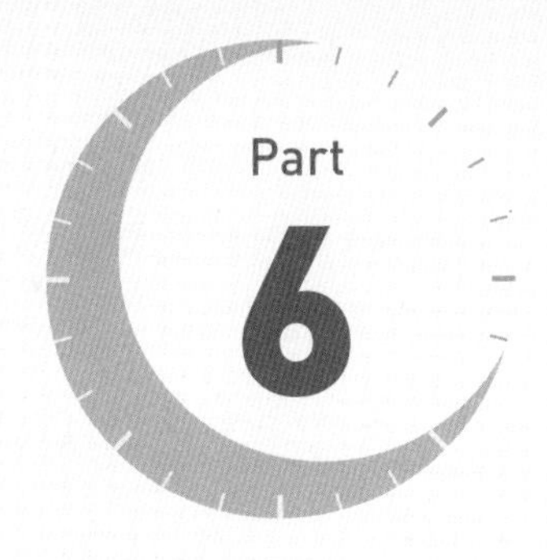

기면병의 얼굴들

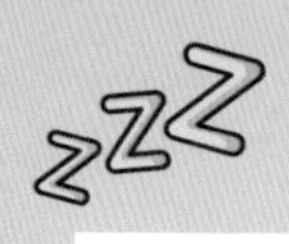

기면병은 환자마다 각각 다른 모습으로 나타날 수 있다. **다양한 얼굴을 한 기면병의 사례**를 통해 기면병을 좀더 잘 이해할 수 있길 바란다.

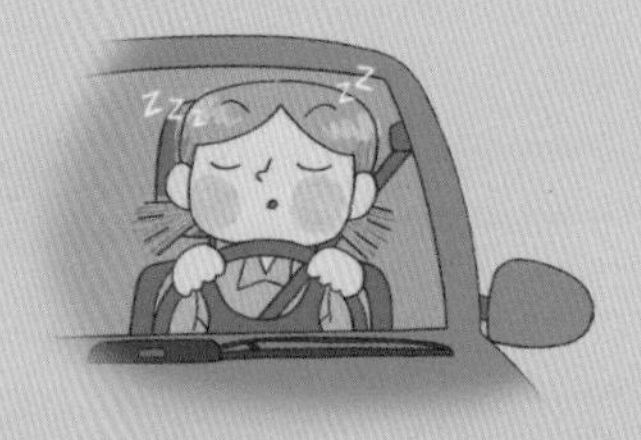

#1. 심한 탈력발작이 있었지만 30년 뒤에 진단 받은 78세 남성

한 공장의 중간 관리자로서 오랫동안 일해온 A씨는 30여 년 전 골절 사고를 겪은 뒤부터 크게 웃거나 말다툼을 할 때 4~5초간 온몸에 힘이 빠져 쓰러지는 증상이 생겼다. 이때 의식은 또렷했으나 입이 벌어지고, 혀가 굳어 아무 말도 할 수 없었다. 이에 병원을 찾았지만 특별한 원인을 찾을 수 없었고, A씨는 탈력발작을 막기 위해 강한 감정을 느끼지 않으려 노력하는 식으로 적응을 하게 되었다. 이 때문에 대화를 할 때도 눈을 맞추기 어렵고 소극적으로 변하게 되었다. 내원 15년 전부터는 낮졸림증이 심해져 점심 시간에 30분간 낮잠을 자고는 했지만 피로감이 지속되었다. 밤에는 4~5차례 잠에서 깼고 코골이도 생겼다.

내원 1년 전부터는 주 2~3회로 탈력발작이 발생하는 빈도가 증가했고, 잠시 앉아 쉴 때마다 잠이 들만큼 낮졸림증이 심해졌다. 운전하면서 신호 대기 중 잠들어 접촉사고가 나기도 했다. 결국 기면병에 대해 듣고 수면 검사를 해보니 1.2분 내로 잠들었고, 수면개시렘수면은 4회 나타났다.

이 사례는...

위 환자는 젊어서부터 낮졸림증과 탈력발작이 심했지만, 증상이 나타난 지 30여 년이 지난 후 기면병으로 진단받았다. 환자는 이유도 모른 채 기면병 증상에 시달리며 흘러간 세월을 무척 아쉬워했다. 기면병을 좀 더 빨리 진단받아 치료를 시작한다면 기면병 증상으로 인한 고통을 최소화할 수 있었을 것이다.

수면 검사 결과, 기면병에서 자주 동반되는 질환인 코골이, 수면무호흡증, 하지불안증후군, 주기적사지운동증도 확인할 수 있었다. 이렇게 다른 수면장애가 동반된 경우 각각에 대한 개별적인 치료를 통해 야간 수면의 질을 개선해야 기면병 증상도 좀 더 잘 조절될 수 있다.

#2. 낮졸림증과 탈력발작이 동반된 1형 기면병을 가진 딸과 아버지

B씨는 중학교 2학년 때부터 참을 수 없는 졸음이 있었다고 한다. 평소 자주 졸고 심한 피로감을 느꼈으며, 게으르고 정신력이 약하다는 말을 자주 들었다고 한다. 2년 전, 사무직으로 취업했지만 일하는 중에도 수시로 졸거나 잠이 들어 해고를 당했다. 웃다가 다리에 힘이 빠져 주저앉는 일도 매일같이 있었다. 또 '눈 주위 근육의 힘이 풀려 눈이 돌아가는 느낌'이 있었다고 한다. 수면 검사를 진행해보니 잠이 드는데 평균 1.9분이 걸리고, 수면개시렘수면이 4회 발생하여 심한 기면병으로 진단되었다.

B씨의 아버지는 피로감, 낮졸림증, 의욕저하로 우울증 진단을 받고 치료 중이었는데, 자세히 물어보니 B씨와 같이 웃을 때 힘이 빠지는 탈력발작이 있었다. 아버지도 수면 검사 결과 기면병으로 진단되어 치료를 시작하였다.

이 사례는...

부녀가 모두 어릴 때부터 낮졸림증과 탈력발작이 모두 있었지만, 오랜 세월 동안 기면병에 대해 알지 못했던 사례다. 기면병은 유전적 소인이 있어 가족 중에도 기면병이 있을 가능성이 있으므로, 가족의 증상도 잘 살펴보아야 한다.

#3. 낮졸림증과 가위눌림이 동반된 2형 기면병을 가진 중학생

C군은 초등학교를 졸업할 무렵부터 잠이 많아졌다. 작년부터는 대화를 하다가도 깜빡 잠이 들었다. 하루에 3~4번 이상 갑자기 졸음이 쏟아져서 잠들지 않으려고 서서 수업을 들었다고 한다. 하교 후 학원을 가기 전 1시간씩 낮잠을 잤고, 학원을 못 가기도 하였다. 밤에는 깊게 잠들지 못하고 여러 번 깼으며, 한 주에 2~3번씩 가위에 눌렸다고 한다. 수면 검사를 해보니 1.3분 내로 잠들었고, 4회의 수면개시렘수면이 나타나 기면병으로 진단되어 치료를 시작하였다.

이 사례는...

이 환자는 낮졸림증이 심해 말을 하다가도 잠들 정도였으며, 가위눌림도 있었지만 탈력발작은 없었다. 수면 검사에서 기면병에 해당하는 소견을 보여 2형 기면병으로 진단내렸다. 후에 탈력발작 증상이 나타나면 1형 기면병으로 진단이 바뀔 수도 있다. 아주 드물지만 낮졸림증이 발생한지 30년 후에 탈력발작이 생긴 사례 보고도 있다.

#4. 탈력발작 증상으로 여러 병원을 전전한 32세 남성

D씨는 어느날부턴가 일하다가 갑자기 팔다리에 힘이 빠져 쓰러지는 증상이 반복되었다. 큰 병이 생긴 건 아닐까 걱정되어 신경과, 정형외과 등 여러 병원을 찾아가 자꾸 쓰러진다고 했지만 정확한 원인을 찾아내지 못했다. 그러다가 우연히 기면병에 대해 듣고 수면클리닉을 찾았다. D씨는 2년 전부터 낮졸림증 증상도 있었지만 단순히 몸이 안 좋아서 피곤한 것이라 생각했기 때문에 여러 병원을 다니면서도 의사에게 낮졸림증에 대해서는 말하지 않아서 진단이 더욱 어려웠던 것이다. 수면 검사를 받아보니 0.8분 내 잠이 들었고, 수면개시렘수면이 4회 나타나 기면병으로 진단되었다.

이 사례는...

이 환자는 낮졸림증이 먼저 나타났지만, 단순한 컨디션 문제라고 생각하였다. 심한 탈력발작 증상이 나타난 뒤에 병원을 찾아다니기 시작했지만 기면병 진단을 받기까지 여러 병원을 전전하며 오랜 시간을 보냈다. 탈력발작은 기면병에서만 나타나는 생소하고 특이한 증상이며, MRI 검사 등에서도 이상 소견이 나타나지 않기 때문에 기면병 진료 경험이 있는 의사가 아니면 진단 내리기가 쉽지 않다.

#5. 탈력발작과 입면 시 환청, 환시를 보인 1형 기면병 진단을 받은 30대 여성

E씨는 언젠가부터 밤에 8시간 이상 잠을 자도 낮에 잠이 쏟아졌다고 한다. 집중력이 떨어져 제한된 시간 내에 일을 마무리하지 못해 직장에서 곤란한 일이 많았다. 밤에 잠을 충분히 자고 하루에 커피를 10잔 이상 마셔도 졸음이 몰려와 한 가지 일에 집중할 수가 없었다.

수년 전부터는 화가 나거나 웃을 때 온몸에 힘이 빠지고 몸을 가누기 힘든 증상이 생겼는데, 이때 귀신이 보이거나 사람들이 수군거리는 환청이 들렸다. 밤에는 코골이와 가위눌림으로 잠을 잘 못 자서 자고 난 뒤에도 개운하지 않았다. 환자는 기면병 증상과 이로 인한 사회생활에 대한 어려움으로 우울감을 느꼈다.

이 사례는...

이 환자는 낮졸림증 외에도 탈력발작, 입면 시 환시, 환청, 수면마비가 나타나고, 코골이와 우울증도 동반되었다. 이렇게 다양한 증상을 모두 보이는 경우는 약물에 대한 반응이 떨어져 치료에 많은 어려움을 겪는다.

#6. 입면 시 환청, 환각 증상이 심해 귀신을 보았던 30대 남성

F씨는 어릴 때부터 꿈을 많이 꾸었다. 6살에도 악몽을 꾸었고, 20대부터는 매일같이 가위에 눌리고, 귀신이 보이고 말을 걸기도 하였다. 귀신을 보는 것에 대한 고민이 많았지만 어디에 쉽게 털어놓을 수가 없었다.

그러던 중, 심한 두통으로 병원을 찾았다가 의사의 권유로 수면 검사를 받아보았더니 3.3분 내에 잠이 들었고, 3회의 수면개시렘수면이 나타나 기면병으로 진단받아 치료를 시작하였다.

이 사례는...

이 환자는 운전 중 자주 갓길에 차를 세우고 수면을 취할 만큼 낮졸림증이 심했지만, 이에 대해서는 병원을 찾은 적이 없었다. 또한 입면 시 환청, 환각 증상으로 귀신을 본다고 생각했지만 어디에 말하지도 못하고 속앓이를 하고 있었다. 두통 때문에 병원을 찾았다가 기면병에 대해 알게 되어 진단을 받은 특이한 사례이다.

2형 기면병 치료 6년차
의료 현장에서 일하며 대학원을 다니는 30대 여성

꿈꾸는 사람: 기면병 환자의 시간

장자는 나비가 되어 즐겁게 날아다니는 꿈을 꾸었다고 합니다. 꿈 속에서 그는 나비였고, 나비는 곧 장자였습니다. 날갯짓을 할 때마다 꿈과 현실의 경계는 사라졌고, 스스로의 정체를 분간하지 못할 만큼 실감이 났습니다. 꿈에서 깨어난 장자는 "내가 꿈속에서 나비가 되었는지, 내가 실은 나비인데 지금 꿈에서 나로 있는 건지, 어느 것이 사실인지 나는 모른다." 라는 글을 남겼습니다. <호접지몽(胡蝶之夢)>의 이야기는 저의 기면병과 닮아 있습니다. 저 역시 꿈 속에서 살고 있는지, 현실 속에서 헤매고 있는지 알 수 없는 나날들을 보내고 있습니다. 깨어 있어도 꿈을 떠도는 듯하고, 잠들어도 깨어나지 못하는 날들이 이어졌습니다. 저의 삶은 늘 모호한 경계에서 흔들리고 있습니다.

기면병의 증상이 처음 나타난 것은 초등학교 6학년이었습니다. 그 무렵의 일기장을 들추어 보면, 당시의 고단함과 혼란이 고스란히 남아 있습니다.

'요즘 아침에 일어나는 게 힘들다. 보통 아침 6시, 늦어도 6시 반에는 일어나는데, 지금은 자꾸 8시까지 늦잠을 자고 만다. 나는 항상 밤

10시 전에 자니까 사실 정말 많이 자는 거다. 그런데도 더 자고 싶다. 학교에 가야 하니 엄마가 어떻게든 깨워 주셔서 겨우 아침 8시에 일어난다. 비몽사몽한 상태로 하루가 시작되어 기분이 좋지 않다. 그리고 꿈이 너무 생생해서 일어났을 때, 현실과 꿈이 구분되지 않는다. 오늘은 꿈속에서 무언가에 쫓기고 있었는데, 일어난 뒤에도 한 시간 동안 정말 누군가 나를 쫓아올 것만 같은 느낌이 들어서 무서웠다. 꿈이라는 걸 인지하는데도 감촉과 장면이 너무 생생해서, 마치 당장이라도 만져질 실제처럼 느껴진다. 너무 긴장한 걸까? 아니면 정신이 혼란스러운 걸까? 정말 이상하다.'

제 눈꺼풀은 추가 달린 것처럼 정말 무거웠습니다. 꿈과 현실의 경계 사이에 놓인 채로 매일 아침을 맞이했고, 빨리 현실로 돌아와야 한다는 의무감은, 어느새 고달픈 사명감이 되었습니다. 꿈은 지나치게 생생했고, 현실은 일그러져 있었습니다. 저는 깨어나지 못하는 사람이었습니다.

'나는 왜 이렇게 나약하고 게으른가?'

제 삶을 이해할 수 없었고, 잠에 빠지며 무너지는 자신을 매일 탓했습니다.

"너는 왜 그렇게 나약하고 게으르니?"

주변의 모든 사람들도 제 의지를 탓하며 제가 무너질수록 더 모질게 비난했습니다.

제 상태를 스스로도 설명할 수 없었기에, 가족과 친구도 저를 이해할 수 없었습니다. 설상가상으로 가정 형편이 많이 어려워서, 경제적·심리적 고난은 제 피로를 가속시켰습니다. 첫 발병 시기를 떠올리면, 생각의 가지가 무수히 내뻗치며 이런 의문이 들기도 합니다.

'기면병이 발병한 시기와 가장 슬프고 힘들었던 시기가 겹친 것은 우연일까? 아니면 그 모든 것이 나를 더욱 약하게 만든 것일까?'

심한 스트레스가 기면병의 원인 중 하나일 수 있다는 추측이 있지만, 아직 그 인과가 명확하지는 않습니다. 다만, 가장 힘들었던 시절과 기면병의 시작이 맞물려 있다는 사실이 저에게 당혹스러운 물음표를 던집니다.

저는 대학 졸업 후, 병원 내시경실에서 간호사로 일했습니다. 병원 근무는 체력과 정신력을 크게 요구하여 매우 고되었습니다. 일할 때는 언제나 긴장해야 했고, 순간적인 판단과 정확한 움직임이 요구되었습니다. 하지만 저는 직장에 자주 지각했고, 때로는 서 있거나 걸어가는 중에 갑자기 잠들어 벽과 물건에 부딪혀 넘어졌습니다. 특히 내시경실에서는 의사와 간호사가 팀을 이루어 한 공간에서 둘이 일할 때가 많은데, 제가 순간적으로 졸아 대화 중 지시사항을 못 듣는 경우도 있었습니다. 기면병 진단을 받기 전이었는데, 감사하게도 제 직장 동료들과 상사 분들이 이런 상황을 많이 이해해주셔서 직장을 계속 다닐 수 있었습니다.

그러나 반복되는 죄송함은 저를 자책하게 만들었고, 부끄러운 마음은 자신의 모든 능력을 의심하게 만들었습니다. 죄책감과 수치심이 계속되어 눈덩이처럼 불어났습니다. 그러던 어느 날, 다행히 수면 전문 병원을 알게 되었습니다. 수면다원검사와 다중수면잠복기검사를 했는데,

입원하여 이틀 동안 연이어 시행하기 때문에 주말에 검사를 진행했습니다. 검사 후 기면병이라는 진단을 받았고, 마침내 저를 짓눌렀던 피로와 졸음의 이유를 알게 되었습니다. 마치 오랜 시간 길을 헤맨 여행자가 드디어 지도를 손에 넣은 것처럼 기뻤습니다. 또 그 지도가 저를 어디로 안내할지 알 수 없어 불확실한 마음에 불안하고 외롭기도 했습니다.

처음 기면병 약을 복용한 날, 큰 변화를 느꼈습니다. 저는 대낮이 되기 전에 침대에서 일어나고, 빨래를 하고, 청소를 하고, 연락과 일정을 확인하고, 제시간에 식사를 하며 하루를 보냈습니다. 저에게 이런 하루가 가능하리라고 전혀 생각하지 못했습니다. 약을 복용하며 점차 새로운 일상에 적응해 나갔습니다. 희열의 순간이 몇 번 있었는데 그중 하나는, 30분 이상 책을 읽어도 잠들지 않았던 것입니다. 이때 정말 오랫동안 잊고 지냈던 기쁨을 느꼈습니다. 글자들이 눈앞에서 선명하게 살아났고, 문장이 이해되기 시작했습니다. 그 순간 저는 꿈과 현실의 경계에서 벗어나, 마침내 제 삶을 살 수 있을 것 같았습니다. 이내 기쁨 뒤에 숨어 있던 깊은 슬픔도 밀려왔습니다.

'왜 이렇게 오래도록 이 평범한 행복을 누리지 못했던 걸까?'

그러나 약은 모든 것을 해결해주지 않았습니다. 조금이라도 과하면 부작용으로 두통, 오심, 심장의 두근거림, 몸이 뻣뻣해지는 증상이 심했고, 또 조금이라도 부족하면 몸은 깨어 있지만 눈만 뜬 채 오히려 아무런 생각과 집중을 하지 않는 상태가 되어 버렸습니다. 그래서 저는 반드시 부작용과 효과 사이의 타협점을 찾아야 했습니다. 그렇게 적절한 약의 종류와 용량을 찾기까지 많은 시간이 걸렸고, 그 과정은 결코 쉽지 않았습니다.

지금은 활기찬 하루를 보낼 수 있는 가장 좋은 방법을 어느 정도 파악하게 되었습니다. 약 복용, 섭취하는 음식, 수면 위생, 명상, 충분한 햇빛, 낮잠, 가벼운 운동 등 많은 방법을 시도하고 조합한 결과, 여러 상황에 맞춰 적용할 수 있는 저만의 생활 방식을 만들었습니다.

그럼에도 저는 여전히 몽롱함과 싸워야 합니다. 매일 아침, 약을 먹기 위해 컵에 물을 받아 양손으로 들어올립니다. 간혹 너무 힘이 빠지는 날에는, 물컵을 떨어뜨리고 맙니다. 그럴 땐 잠시 앉아서 기다렸다가, 움직일 수 있는 힘이 돌아오면 그때 깨진 유리 조각을 주워 담습니다. 컵이 깨지는 소리가 너무도 날카로워 순간 저의 잠도 깨는 듯합니다. 하지만 바닥에 쏟아진 유리 조각을 보면서도 다시 금세 잠을 요구하는 자신이 느껴져 도리어 저의 마음이 깨집니다. 이 순간만큼은 제 병이 실재한다는 사실을 외부 관찰자의 입장으로 보게 되어 참 낯설어집니다. 몇 번 컵과 그릇을 깬 뒤, 저는 제가 사용하는 식기를 모두 깨지지 않는 소재로 바꿨습니다. 또 지금은 아예 전날 침대 머리맡에 약과 마실 것을 놓아두고, 아침에 일어나면 반쯤 누워서 안전하게 복용합니다.

약효가 있는 동안에는 평범하게 업무를 해낼 수 있지만, 약효 시간이 끝날 즈음에 거칠고 갑작스러운 피로감과 졸음이 저를 덮칩니다. 이때 잠들지 않기 위해 정말 노력하는데 저의 안간힘으로는 막을 수가 없습니다. 그래서 규칙적으로 낮잠을 자는 방법을 통해 제 몸과 절충할 수 있었습니다. 이렇게 문제가 생길 때에는 계속 고민하여 최선의 방법을 찾아 나가고 있습니다.

렘(REM) 수면이 기억력과 깊은 관련이 있다는 연구를 접한 적이 있습니다. 기면병 환자들은 의지와 상관없이 자주 렘 수면에 빠져들기 때문에, 잦은 렘 수면이 저의 기억력에 어떤 영향을 미쳤을까 궁금해졌습니다. 저는 최근 한국 웩슬러 성인 지능검사(Wechsler adult intelligence scale)를 실시했고, 만 29세에서 지표 점수 129의 결과가 나왔습니다. 검사 도중 20분 정도 졸았다는 변수가 있지만, 그래도 기억력과 관련된 지표가 특히 높게 측정되었습니다. 렘 수면이 제 기억을 더 선명하게 만들었을까요? 아니면 그저 제가 운이 좋았던 걸까요? 검사 이후, 저는 다른 기면병 환자들의 경우도 매우 궁금해졌습니다. 기면병이 저에게 준 것은 단지 졸음만이 아니었습니다. 이 병은 제 자신을 깊게 탐구하고 싶은 욕심과 기회를 주었습니다. 저는 잠과 기억의 신비로운 연결 고리 속에서 정체성을 발견하기 위해 애쓰고 있습니다.

저는 앞으로 기면병에 대한 연구와 의학적 발전이 지속되기를 간절히 바랍니다. 이 병의 원인이 낱낱이 밝혀지고, 효과적인 치료법과 치료제가 개발되길 바랍니다. 그리하여 더 이상 심신을 갉아먹는 고통을 겪는 사람이 없었으면 좋겠습니다. 특히 기면병 1형과 2형의 정의, 다른 수면 질환과의 연관성과 차이점을 명확히 할 수 있는 연구가 필요하다고 생각합니다. 저 역시 이 연구와 발전에 적극 동참할 것이며, 이에 요구되는 자질을 기르기 위해 노력할 것입니다.

기면병은 제 삶의 많은 부분을 바꾸었지만, 모든 것을 바꾸지는 않았습니다. 또 여전히 잠과 싸우고 있지만, 이제는 제 자신을 비난하지 않습니다. 사회 속에서 살아가는 인간으로서 저는 이해와 공감을 원하고, 그 중요성을 압니다. 그러나 만약 제가 기면병 당사자가 아니었다면, 과연 제가 이 병에 대해 이해와 공감을 했을지 확신이 서지 않습니다. 사람은 우선 자신과 가깝고 친숙한 창을 통해 세상을 본다고 생각합니다. 그 후 도구를 이용해 멀리 보기도 하고, 직접 발을 떼어 밖으로 나가 관찰해 보기도 합니다. 독자 분들께서 이 책을 읽으시며 기면병에 대한 앎과 이해를 기대하시는 것이 이해의 시작이라고 생각합니다. 저 역시 외부를 이해하고 싶고, 또 외부에서 이해 받고 싶기 때문에 어색하고 먼 곳에도 관심을 두며 살아가려고 노력합니다. 고통이 삶을 지배하지 않도록, 저의 경험과 생각을 나누는 이 글이 서로 이해하며 살아가는 데에 보탬이 되었으면 좋겠습니다.

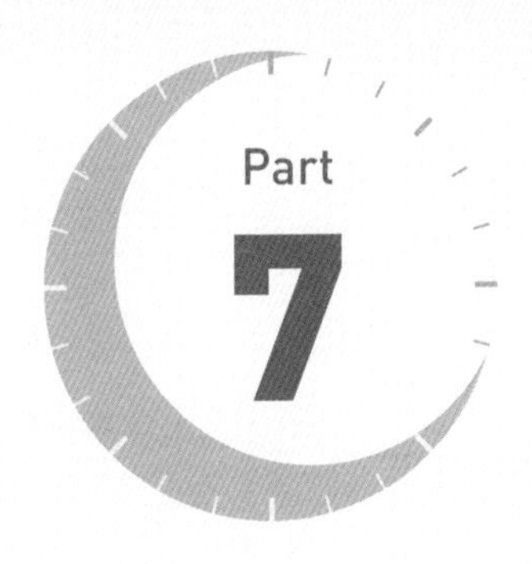

기면병, 학술적으로 이해하기

홍승철 교수는 가톨릭대학교 성빈센트병원 정신건강의학과에서 30년 이상 재직하면서 후학을 양성하고 환자를 돌보며 연구에도 힘써왔다. 아시아기면병·과수면증학회 회장, 아시아수면학회 사무총장을 비롯해 세계의 석학들과 활발하게 교류하고, 스탠퍼드 의대 수면클리닉과 함께 연구를 진행하며 70여 편의 학술 논문을 저술하였다. **그 동안의 연구 중 기면병 환우 및 가족분들, 그 외에도 기면병과 수면에 관심이 있는 분들께 의미가 있을 만한 연구들을 소개하고자 한다.**

기면병의 진단

◐ 기면병 유전자 HLA-DQB1*0602

[연구의 의의]

기면병 유전자로 알려진 HLA-DQB1*0602가 한국인에서도 기면병과 관련이 있음을 확인한 연구이다.

가톨릭대학교 성빈센트병원 수면센터는 2003년부터 미국의 스탠퍼드Stanford 의대 기면병 센터와 공동연구를 하여 한국의 기면병 환자에서 HLA-DQB1*0602 양성률 및 오렉신 저하 여부를 확인하였다. 연구 결과, 국내 기면병 환자 중 탈력발작이 동반된 1형 기면병에서는 92%가 HLA-DQB1*0602 유전자를 갖고 있으며, 동시에 오렉신 저하(110 pg/ml 이하) 소견이 있음이 밝혀졌다. 2형 기면병에서는 36%가 HLA-DQB1*0602 유전자 양성이고, 40%가 오렉신 저하를 보였다. 이는 국제적인 연구 결과와도 큰 차이를 보이지 않는 수치이다.

다만, HLA-DQB1*0602가 양성인 것만으로는 기면병이라고 진단하기 어렵다. 기면병이 없는 일반 인구도 13%가 HLA-DQB1*0602 유전자를 갖고 있기 때문이다. 그러나 드물게 감염 등의 원인으로 해당 유전자의 발현이 활발해져 자가면역반응을 일으켜 오렉신 분비 세포의 대부분이 파괴되면 기면병을 일으키게 된다. 즉, HLA-DQB1*0602 유전자를 갖고 있으면 기면병을 앓게 될 가능성이 좀 더 높아지지만, 유전자를 갖고 있는 것만으로 기면병이 발생하지는 않기 때문에 단독적으로 진단 기준이 될 수는 없다.

이외에도 기면병과 관련된 유전자 대부분이 자가면역반응과 관련되어 있어, 자가면역반응에 의한 오렉신 세포의 파괴가 기면병의 발병 과정에 중요한 역할을 한다는 점을 시사하고 있다. 스탠퍼드 의대의 미뇨(Emmanual Mignot) 교수가 주축이 되어 한국 환자를 포함해 전 세계의 1형 기면병 환자 5,848명, 대조군 61,153명을 대상으로 대규모 유전자 분석 연구를 시행하여 기면병과 관련된 13개의 유전자를 발견하였다. HLA-DQB1*0602, T cell receptor B (TRB), T cell receptor A (TRA), P2RY11, Interferon 1 (IFNAR1) 등의 기면병 관련 유전자가 연구에 참가한 모든 인종에서 일관되게 발견되었다. 또한 일본과 공동연구를 시행하여, 한국과 일본의 기면병 환자에서 rs5770917 유전자 돌연변이의 빈도가 높게 나타나는 것을 발견하였다. 이 유전자들은 모두 자가면역질환에 관여하는 유전자로, 기면병이 자가면역질환임을 지지하는 소견이다.

출처

- A study of the diagnostic utility of HLA-typing, CSF hypocretin-1 measurements and MSLT testing for the diagnosis of narcolepsy in 163 Korean patients with unexplained excessive daytime sleepiness. Sleep. 2006
- Variant between CPT1B and CHKB associated with susceptibility to narcolepsy. Nature Genetics. 2008
- Narcolepsy is strongly associated with the T-cell receptor alpha locus. Nature Genetics. 2009
- Common variants in P2RY11 are associated with narcolepsy. Nature Genetics. 2011
- Ollila HM, Faraco J, Toyoda H, et al. Narcolepsy risk loci outline role of T cell autoimmunity and infectious triggers in narcolepsy. Nature Communications. 2023

◐ 오렉신 저하를 예측할 수 있는 인자

[연구의 의의]

탈력발작이 심하고, HLA-DQB1*0602이 양성이면서, 수면다원검사에서 수면개시렘수면이 나오는 경우에는 침습적인 뇌척수액 검사를 하지 않고도 뇌척수액의 오렉신 수치가 110 pg/mL 이하로 저하되어 있을 것이라 예측할 수 있다.

기면병은 각성을 촉진하고 유지하는데 중요한 오렉신이 부족해서 발병한다. 그래서 기면병의 진단 기준 중 하나로 뇌척수액 내 오렉신의 농도가 이용되고 있다. 하지만 오렉신 농도 측정은 진단에 필수적인 검사는 아니며, 국내에서는 뇌척수액에서 오렉신을 검사할 수 있는 기관이 없다.

그럼에도 국내에도 자신의 오렉신 수치를 궁금해하는 환자들이 많이 있다. 다행히, 굳이 검사를 해보지 않아도 오렉신 저하를 예측할 수 있는 소견이 있다. 국내 기면병 환자 79명을 정밀분석한 결과, 탈력발작이 심하고, HLA-DQB1*0602가 양성이며, 수면다원검사에서도 수면개시렘수면이 나오는 경우(세 가지 모두 만족)에는 굳이 검사를 해보지 않아도 92%의 정확도로 오렉신이 110 pg/mL 이하로 떨어져 있을 것이라 예상할 수 있었다.

출처

- A study of the diagnostic utility of HLA-typing, CSF hypocretin-1 measurements and MSLT testing for the diagnosis of narcolepsy in 163 Korean patients with unexplained excessive daytime sleepiness. Sleep. 2006

◐ 기면병에서 수면 검사 결과는 시간에 따라 어떻게 바뀔까

[연구의 의의]

탈력발작이 있는 1형 기면병은 5년 간격으로 여러 번 수면 검사를 해도 기면병의 진단 기준에 맞게 결과가 나오는 반면, 2형 기면병은 추후에 기면병이 아닌, 특발성 과다수면증이나 정상 소견으로 바뀌는 경우가 비교적 흔하다.

이는 수면 부족이나, 일주기 리듬장애, 교대근무, 심한 수면무호흡증 등에 의해서도 다중수면잠복기검사에서 수면개시렘수면이 2번 이상 나와 (탈력발작이 없는) 2형 기면병으로 오진될 수 있기 때문이다.

기면병은 산정특례 상병으로, 5년에 한번씩 수면 검사를 진행하여 진단이 유지되는지 확인하도록 되어 있다. 첫 검사 이후 5년이 지나서 두 번째 검사를 받게 되는 환자들의 다중수면잠복기검사 결과를 분석하여 진단이 유지되는지 살펴보았다. 두 번 이상 시행한 다중수면잠복기검사 결과가 기면병의 기준에 맞는 경우는 1형 기면병 환자(58명)에서 93.1% 이상인데 비해 2형 기면병 환자(25명)에서 50% 정도만 이전 검사 결과와 유사하게 나타났다. 따라서 2형 기면병 환자군에서 기면병 진단이 유지되는 경우는 50% 정도였다. 나머지 50%는 검사 결과, 진단이 바뀌었는데, 특발성 과다수면증에 합당한 소견이나 정상 소견을 보이는 경우였다.

출처

- Different Course of Narcolepsy Diagnosed by Multiple Sleep Latency Test: A Single Center Experience. Sleep Med Res. 2022

◐ 수면다원검사에서 나타난 수면개시렘수면의 의의

[연구의 의의]

다중수면잠복기뿐만 아니라, 수면다원검사 시에도 수면개시렘수면이 나오면 진단에도 중요한 소견이 되며, 추후 시간이 흐른 뒤에도 기면병 진단이 유지가 될지 예측할 수 있는 인자로서도 가치가 있다.

기면병 환자들의 수면다원검사 분석 결과와 추적(follow-up) 다중수면잠복기검사 결과를 분석한 결과, 야간 수면다원검사 중 수면개시렘수면이 나온 그룹에서는 90%가 추후에도 기면병에 합당한 검사 소견을 보였다. 반면 수면다원검사에서는 수면개시렘수면을 보이지 않은 50%만 기면병으로 진단이 유지되었다. 이를 바탕으로 수면다원검사에서 수면개시렘수면 유무를 확인하는 것이 기면병 진단에 중요한 소견이 되며, 시간이 지난 후에도 기면병으로 진단이 유지될 것이라 예측하는 인자 중 하나로 이용될 수 있다.

출처

- Clinical significance of nocturnal sleep onset REM periods in narcolepsy diagnosis and diagnostic stability, Sleep and Biological Rhythms. 2025 (under revision)

◐ 국내 1형 기면병과 2형 기면병의 증상 차이

[연구의 의의]

탈력발작이 동반되는 1형 기면병은 탈력발작이 동반되지 않는 2형 기면병보다 증상과 검사 소견이 더 심하게 나타나는 것으로 알려져 있다. 이는 국내 환자군에서도 동일하게 확인되었다.

국내의 1형 기면병(79명)과 2형 기면병(22명) 환자의 증상 빈도를 비교한 결과, 가위눌림은 1형에서 58.2%, 2형에서 54.5%, 입면 시 환각은 1형에서 60.8%, 2형에서 40.9%가 나타나고, 야간 수면장애는 1형에서 2.9, 2형에서 1.9로 나타났다. 즉, 렘수면 이상으로 발생하는 증상이 1형 기면병에서 좀 더 흔하게 나타났다.

또한 수면다원검사에서 수면개시렘수면 또한 1형 기면병에서는 54.6%에서 나타나고 2형에서는 42%가 나타나 진단 검사 또한 1형 기면병에서 좀 더 심하게 나타나는 점을 확인하였다.

출처

- A study of the diagnostic utility of HLA-typing, CSF hypocretin-1 measurements and MSLT testing for the diagnosis of narcolepsy in 163 Korean patients with unexplained excessive daytime sleepiness. Sleep. 2006

◐ 기면병의 동반 질환

[연구의 의의]

일반 인구와 비교해 기면병 환자에게서 강직성 척추염, 류마티스 관절염, 쇼그렌 증후군과 같은 자가면역질환이 더 빈번하게 나타나며, 이는 기면병의 발생이 자가면역반응과 관련 있음을 지지하는 증거가 된다. 한편 대장항문암의 발병률은 약간 높게 나타났고, 그 외의 전반적인 암 발생률은 대조군에 비해 낮게 나타났다.

한국의 기면병 환자 8,710명(59.8% 남자 40.2% 여자)을 분석한 결과, 강직성 척추염, 류마티스 관절염, 쇼그렌 증후군과 같은 HLA와 관련된 자가면역질환들이 기면병 환자군에서 더 빈번하게 나타나는 것으로 조사되었다. HLA란 면역 반응을 조절하는데 중요한 역할을 하는 주조직 적합성 복합체(MHC)의 일부로, 기면병 유전자로 알려진 HLA-DQB1*0602는 HLA의 특수한 유전형 중 하나이다. 즉, 기면병은 HLA의 돌연변이가 면역계에 이상을 일으켜 자가면역반응이 활성화되면서 오렉신 분비 세포를 파괴해 발생하는 것으로 이해할 수 있다. 같은 원리로, 자가면역반응으로 다른 조직을 공격하게 되면 그 타겟에 따라 서로 다른 자가면역질환이 발생할 수 있는 것이다. 기면병에서 다른 종류의 자가면역질환 발병 가능성이 증가한다는 것은 기면병이 면역학적 이상으로 발생한다는 병태생리를 지지하는 결과이며, 기면병 환자의 동반 질환을 관리하는 전략을 세우는 데 중요한 자료로 활용될 수 있다.

한편으로는 기면병 환자에서 대장항문암의 발병률은 약간 높게 나타났고, 그 외의 전반적인 암 발생률은 대조군에 비해 낮게 나타났다. 이는 HLA-DQB1*0602 유전자가 암의 발생에 방어적인 효과를 가질 수 있다는 점을 시사한다. 그 기작은 아직 명확히 밝혀지지 않았으나, 암세포 발생을 감시하는 면역계의 감시 기능이 향상되었을 가능성이 있다.

출처

- Narcolepsy is associated with an increased risk of HLA-related autoimmune diseases: Evidence from a nationwide healthcare system data in South Korea. Sleep Medicine. 2023
- Marked increased risk of colorectal cancer and decreased risk of all malignancies in patients with narcolepsy : a nationwide population-based cohort study. 2025 (under revision)

홍승철 교수의 발표 논문

1. Hong SC, Hayduk R, Lim J, Mignot E. Clinical and polysomnographic features in DQB1*0602 positive and negative narcolepsy patients: results from the modafinil clinical trial. Sleep.2000; 1(1):33-39.
2. Ohayon MM, Hong SC. Prevalence of insomnia and associated factors in South Korea. J Psychosom Res. 2002;53(1):593-600.
3. Jeong JH, Hong SC, Choi IC, Han JH, Lee SP. The correlation of dream recall and clinical variables in Narcoleptics. Korean J Sleep Medicine. 2006; 8:24-30.
4. Jeong JH, Hong SC, Han JH, Lee SP. Oh JH. A Polysomnographic finding in case of congenital central hypoventilation syndrome Korean J Sleep Medicine. 2006; 8:47-51.
5. Ohayon MM, Hong SC. Prevalence of major depressive disorder in the general population of South Korea. J. Psychiatric Research 2006;40(1): 30-36.
6. Hong SC, Lin L, Jeong JH, Han JH, Lee JH, Lee SP, Zhang J. Einen M, Mignot E. A study of the diagnostic utility of HLA-typing, CSF hypocretin-1 measurements and MSLT testing for the diagnosis of narcolepsy in 163 Korean patients with unexplained excessive daytime sleepiness. Sleep. 2006;29(11):1429-38.
7. Shin YK, Hong SC. Characteristics, Diagnosis, and Management of Obstructive Sleep Apnea Syndrome. J Korean Acad Fam Med. 2007;28:85-91.
8. Shin YK, Hong SC. Jeong JH, Park YJ, Han JH, Lee SP. Obstructive Sleep Apnea Syndrome and Erectile Dysfunction. The Korean Journal Of Andrology. 2007;25(suppl.1);43-50.
9. Shin YK, Hong SC. Cho YJ, Jeong JH, Han JH, Lee SP. Case Study of a Narcoleptic Patient with a Family History of narcolepsy. Psychiatry Investig 2007;4:121-123.
10. Jeong JH, Hong SC, Shin YK, Han JH, lee SP. HLA-DQB1 allele and hypocretin in Korean narcoleptics with cataplexy. J Korean Med Sci. 2007;22(1):127-31.
11. Hong SC1, Lin L, Lo B, Jeong JH, Shin YK, Kim SY, Kweon Y, Zhang J, Einen M, Smith A, Hansen J, Grumet FC, Mignot E. DQB1*0301 and DQB10601 modulate narcolepsy susceptibility in Koreans. Human Immunology 2007;68(1):59-68.
12. Shin YK1, Yoon IY, Han EK, No YM, Hong MC, Yun YD, Jung BK, Chung SH, Choi JB, Cyn JG, Lee YJ, Hong SC. Prevalence of Narcolepsy-Cataplexy in Korean Adolescents. Acta Neurol Scand. 2008;117(4):273-8.
13. Miyagawa T1, Kawashima M, Nishida N, Ohashi J, Kimura R, Fujimoto A, Shimada M, Morishita S, Shigeta T, Lin L, Hong SC, Faraco J, Shin YK, Jeong JH, Okazaki Y, Tsuji S, Honda M, Honda Y, Mignot E, Tokunaga K. Variant between CPT1B and CHKB associated with susceptibility to narcolepsy. Nature Genetics .2008;40(11):1324-1328.
14. Aran A, Lin L, Nevsimalova S, Plazzi G, Hong SC, Weiner K, Zeitzer J, Mignot E. Elevated anti-streptococcal antibodies in patients with recent narcolepsy onset. Sleep. 2009;32(8):979-983.

15. Hallmayer J, Faraco J, Lin L, Hesselson S, Winkelmann J, Kawashima M, Mayer G, Plazzi G, Nevsimalova S, Bourgin P, Hong SC, Honda Y, Honda M, Högl B, Longstreth WT Jr, Montplaisir J, Kemlink D, Einen M, Chen J, Musone SL, Akana M, Miyagawa T, Duan J, Desautels A, Erhardt C, Hesla PE, Poli F, Frauscher B, Jeong JH, Lee SP, Ton TG, Kvale M, Kolesar L, Dobrovolná M, Nepom GT, Salomon D, Wichmann HE, Rouleau GA, Gieger C, Levinson DF, Gejman PV, Meitinger T, Young T, Peppard P, Tokunaga K, Kwok PY, Risch N, Mignot E.Narcolepsy is strongly associated with the T-cell receptor alpha locus. Nature Genetics.2009; 41(6):708-711.
16. Kornum BR, Kawashima M, Faraco J, Lin L, Rico TJ, Hesselson S, Axtell RC, Kuipers H, Weiner K, Hamacher A, Kassack MU, Han F, Knudsen S, Li J, Dong X, Winkelmann J, Plazzi G, Nevsimalova S, Hong SC, Honda Y, Honda M, Högl B, Ton TG, Montplaisir J, Bourgin P, Kemlink D, Huang YS, Warby S, Einen M, Eshragh JL, Miyagawa T, Desautels A, Ruppert E, Hesla PE, Poli F, Pizza F, Frauscher B, Jeong JH, Lee SP, Strohl KP, Longstreth WT Jr, Kvale M, Dobrovolna M, Ohayon MM, Nepom GT, Wichmann HE, Rouleau GA, Gieger C, Levinson DF, Gejman PV, Meitinger T, Peppard P, Young T, Jennum P, Steinman L, Tokunaga K, Kwok PY, Risch N, Hallmayer J, Mignot E. Common variants in P2RY11 are associated with narcolepsy. Nature Genetics. 2011;43(11):66-71.
17. Lim HK, Hong SC, Jung WS, Ahn KJ, Won WY, Hahn C, Kim IS, Lee CU. Hippocampal shape and cognitive performance in amnestic mild cognitive impairment. NEUROREPORT.2012;23(6):364-368.
18. Lim HK, Hong SC, Jung WS, Ahn KJ, Won WY, Hahn C, Kim IS, Lee CU. Automated Hippocampal Subfield Segmentation in Amnestic Mild Cognitive Impairments. Dementia and Geriatric Cognitive Disorders. 2012;33(5):327-333.
19. Lim HK, Hong SC, Jung WS, Ahn KJ, Won WY, Hahn C, Kim IS, Lee CU. Automated hippocampal subfields segmentation in late life depression. Journal of Affective Disorders.2012;143(1):253-256.
20. Lim HK, Hong SC, Won WY, Hahn C, Lee CU. Reliability and validity of the Korean version of the Cornell scale for depression in dementia. Psychiatry Investigation. 2012;9(4):332-338.
21. Andlauer O, Moore H 4th, Hong SC, Dauvilliers Y, Kanbayashi T, Nishino S, Han F, Silber MH, Rico T, Einen M, Kornum BR, Jennum P, Knudsen S, Nevsimalova S, Poli F, Plazzi G, Mignot E. Predictors of hypocretin (Orexin) deficiency in narcolepsy without cataplexy. Sleep. 2012;35(9):1247-1255.
22. Kim HJ, Um YH, Kim TW, Hong SC, Lim HK, Jeong JH, Seo HJ, Han JH. Comparison of Sleep Parameters and Quality of Life between Shift-Working and Non-Shift-Working Nurses. Korean J Sleep Medicine 2015;17:11-17.
23. Kim SM, Um YH, Kim TW, Hong SC, Lim HK, Jeong JH, Seo HJ, Han JH. Korean J Sleep Medicine 2015;17:18-23.
24. Fifteen-month follow up of an assertive community treatment program for chronic patients with mental illness. Kim TW, Jeong JH, Kim YH, Kim YR, Seo HJ, Hong SC. BMC Health

Services Research. 2015;15:388.

25. Kim TW, Jeong JH, Hong SC. The Impact of Sleep and Circadian Disturbance on Hormones and Metabolism. Korean J Sleep Medicine 2015;17:3-10.
26. Kim TW, Jeong JH, Hong SC. The Impact of Sleep and Circadian Disturbance on Hormones and Metabolism. Hindawi Publishing Corporation International Journal of Endocrinology. 2015; 591729
27. Kang DW, Lim HK, Jung WS, Jeong JH, Kim TW, Han JH, Lee CU, Hong SC. Sleep and Alzheimer's Disease. Sleep Med Res. 2015;6(1):1-9.
28. Um YH, Kim TW, Hong SC, Lim HK, Jeong JH, Seo HJ, Han JH. A 19-Year-Old Male Case of Klein-Levin Syndrome with Combination Treatment of Modafinil and Lithium. Korean J Sleep Medicine 2015;17:24-28.
29. Kim TW, Kim HJ, Kang DW, Kwak HJ, Hong SC. Four Narcolepsy Cases after H1N1 Infection or Vaccination. Sleep Med Res. 2015;6(1):38-41.
30. Lee TJ, Jeong JH, Um YH, Kim TW, Seo HJ, Lim HK, Hong SC, Han JH. Association between Serum 25-Hydroxyvitamin D[25(OH)D] Levels and Depressive Symptoms in Patients Hospitalized with a Diagnosis of Depression. International Journal of Endocrinology. 2016;14(1):37-44.
31. Joo SH, Wang SM, Kim TW, Seo HJ, Jeong JH, Han JH, Hong SC. Factors associated with suicide completion: A comparison between suicide attempters and completers. Asia Pac Psychiatry. 2016 Mar;8(1):80-6.
32. Kim HS, Han JH, Hong SC, Jeong JH, Lim HK, Kim TW, Um YH, Chae JH, Lee KU, Seo HJ. Relationships between Selective Attention Bias for Fear Stimuli and Hallucination in Patients with Schizophrenia : A Preliminary Study. Korea Academy of Anxiety Disorder. 2016;12(1):7-12.
33. Um YH, Kim TW, Jeong JH, Seo HJ, Han JH, Hong SC, Jung WS, Choi WH, Lee CU, Lim HK. Visual Hallucinations and Amyloid Deposition in Parkinson's Disease Dementia: A Case Report. Psychiatry Investig. 2016;13(3):364-9.
34. Um YH, Jeong JH, Hong SC, Kim TW, Lim HK, Seo HJ, Han JH. Association between sleep parameters and cognitive function in drug-naive children with attention-deficit hyperactivity disorder: a polysomnographic study. Sleep Med. 2016;21:165-170.
35. Song JH, Kim TW, Um YH, Hong SC. Narcolepsy: Association with H1N1 Infection and Vaccination. Sleep Med Res. 2016;7(2).
36. Cho YN, Um YH, Kim TW, Seo HJ, Jeong JH, Hong SC, Han JH, Baek IH, Lim HK. A Voxel Wise Analysis of Cerebral Beta Amyloid Retention in Healthy Controls and Subjects with Amnestic Mild Cognitive Impairment and Alzheimer's Disease. Journal of Korean Geriatirc Psychiatry. 2016;20(2):75-79.
37. Um YH, Kim TW, Jeong JH, Seo HJ, Han JH, Kim SM, Song JH, Hong SC. A Longitudinal Follow-Up Study on Multiple Sleep Latency Test and Body Mass Index of Patients With Narcolepsy Type 1 in Korea. J Clin Sleep Med. 2017;15;13(12):1441-1444.

38. Kim SM, Um YH, Kim TW, Jeong JH, Seo HJ, Song JH, Hong SC. Excessive Daytime Sleepiness and Its Risk Factors for Commercial Bus Drivers in Korea. Sleep Med Res 2017; 8(2): 76-80.
39. Jihyun Song, Seung - Chul Hong. Sleep and Anesthesia. Sleep Med Res 2018;9(1):11-19.
40. Yong Won Choi, Seung Chul Hong. Two cases of Narcoleptic patients with sleep paralysis as a chief complaint. Sleep Med Res 2018;9(2):128-130.
41. Hayeon Kim, Seung Chul Hong. Comorbidity of Narcolepsy and Obstructive Sleep Apnea: A Case Report. Sleep Med Res 2018;9(2):124-127.
42. Jens B. Stephansen, Seung Chul Hong, Emmanuel Mignot. Neural network analysis of sleep stages enables efficient diagnosis of narcolepsy. (2018)9:5229.
43. Hayeon Kim, Seung Chul Hong, Tae Won Kim. Effect of Delaying School Start Time on Sleep Quality, Emotions, and Preformance in Korean Adolescents. Sleep Med Res 2019;10(1):1-7.
44. Sunghwan Kim, Seung Chul Hong, Kyoung-Uk Lee. Risk Factors for Serious Suicide Attempts with High Medical Severity. Suicide and Life-Threatening Behavior. 2020;50(2):408-421.
45. Soon Young Lee, Yeong Jun Ju, Joo Eun Lee, Young Taek Kim, Seung Chul Hong, Yun Jung Choi, Min Kyoung Song, Hye Yun Kim. Factors associated with poor sleep quality in the Korean genaral population: Providing information from the Korean version of the Pittsburgh Sleep Quality Index. Journal of Affective Disorders 2020;271:49-58.
46. Yoo Hyun Um, Tae Won Kim, Ho-Jun Seo, Seung Chul Hong, Sung Min Kim, Ji Hye Oh, Jong Hyun Jeong. Predictors of 1-year rehospitalization in inpatients with bipolar I disorder treated with atypical antipsychotics. International Clinical Psychophamacology 2020, 35:263-269.
47. Jihyun Song, Tae Won Kim, Sung Min Kim, Yoo Hyun Um, Jong Hyun Jeong, Ho-Jun Seo, Ji Hye Oh, Seung Chul Hong. Nocturnal Sleep Onset Rapid Eye Movement Sleep Periods as a Predictor of the Severity of Narcolepsy in Korea. Sleep Med Res 2020;11(2):19-24.
48. Yoo Hyun Um, Ji Hye Oh, Tae Won Kim, Ho-Jun Seo, Sung Min Kim, Jun Soo Chung, Jong Hyun Jeong, Seung Chul Hong. Nocturia and Sleep: Focus on Common Comorbidities and Their Association with Obstructive Sleep Apnea. Sleep Med Res 2020;11(2):59-64.
49. Jahyeon Cho, Ji Hyun Lee, Seung Chul Hong. Sleep-Related Eating Disorder and Nocturnal Eating Syndrome. Sleep Med Res 2020;11(2):65-69.
50. Jihye Oh, Seung-Chul Hong. Emotional Regulation Activities Moderates the Risk of Depression in People With Sleep Disturbance: Evidence From a Community Health Survey. Sleep Med Res 2021;12(2):94-100.
51. Minjung Kim, Yoo-Hyun Um, Tae-Won Kim, Sung-Min Kim, Ho-Jun Seo, Jong-Hyun Jeong, Jihyung Lee, Suhyung Kim, In Hee Cho, Suk-Young Kim, Seung-Chul Hong. Association Between Age and Sleep Quality: Findings From a Community Health Survey. Sleep Med Res 2021;12(2):155-160.
52. Kleine-Levin syndrome is associated with birth difficulties and genetic variants in the

TRANK1 gene loci. Proceedings of the National Academy of Sciences of the United States of America 2021;118(12):1-11.
53. Yoo Hyun Um, Tae-Won Kim, Jong-Hyun Jeong, Seung-Chul Hong1, Ho-Jun Seo and Kyung-Do Han. Association Between Diabetic Retinopathy and Insomnia Risk: A Nationwide Population-Based Study. Frontiers in Endocrinology 2022;7(13):1-9.
54. Hong-Shik Chun, Sung-Min Kim, Tae-Won Kim, Yoo Hyun Um, Jong-Hyun Jeong, Ho-Jun Seo, Seung-Chul Hong. Different Course of Narcolepsy Diagnosed by Multiple Sleep Latency Test: A Single Center Experience. Sleep Med Res 2022;13(3):153-157.
55. Yoo Hyun Um, Jihye Oh, Sung-Min Kim, Tae-Won Kim, Ho-Jun Seo, Jong-Hyun Jeong, Seung-Chul Hong. Differential characteristics of repeated polysomnography and multiple sleep latency test parameters in narcolepsy type 1 and type 2 patients: a longitudinal retrospective study. Sleep and Breathing 2022;26:1939–1946.
56. Sung Min Kim, Yoo Hyun Um, Tae Won Kim, Ho-Jun Seo, Jong-Hyun Jeong and Seung-Chul Hong. Mediation Effect of the Coping Strategies on the Relation Between Stress and Sleep Quality. Psychiatry Investig 2022;19(7):580-587.
57. Julien Hédou, Katie L. Cederber, Aditya Ambati, Ling Lin, Neal Farber, Yves Dauvilliers, Mohammed Quadri, Patrice Bourgin, Giuseppe Plazzi, Olivier Andlauer, Seung-Chul Hong, Yu-Shu Huang, Smaranda Leu-Semenescu, Isabelle Arnulf, Shahrad Taheri and Emmanuel Mignot. Proteomic biomarkers of Kleine–Levin syndrome. SLEEP 2022;45(9):zsac097.
58. Young-Chan Kim, Yoo Hyun Um, Sung-Min Kim, Tae-Won Kim, Ho-Jun Seo, Seung-Chul Hong, and Jong-Hyun Jeong. Suicide Risk in Patients With Diabetes Varies by the Duration of Diabetes: The Korea National Health and Nutrition Examination Survey (2019). Psychiatry Investig 2022;19(4):326-332.
59. Narcolepsy risk loci outline role of T cell autoimmunity and infectious triggers in narcolepsy. Nature Communications. 2023; 14:2709-2721.
60. Seung-Chul Hong, Ji Hyun Song, Tae-Won Kim, Young-Chan Kim. Challenges in Diagnosing Narcolepsy and Idiopathic Hypersomnia. Sleep Med Res 2023;14(1):6-9.
61. Jihye Oh, Eunhae Cho, Yoo-Hyun Um, Sei Hoon Oh, Seung-Chul Hong. Narcolepsy is associated with an increased risk of HLA-related autoimmune diseases: Evidence from a nationwide healthcare system data in South Korea. Sleep Medicine. 2023;105:37-42.
62. Suhyung Kim, Jong-Hyun Jeong, Yoo Hyun Um, Tae-Won Kim, Ho-jun Seo, Seung-Chul Hong. Prolactin Level Changes according to Atypical Antipsychotics Use: A Study Based on Clinical Data Warehouse. Clinical Psychopharmacology and Neuroscience 2023;21(4):769-777.
63. Yoo Hyun Um, Kyung-Do Han, Tae-Won Kim, Jong-Hyun Jeong, Seung-Chul Hong, Ho-Jun Seo. Does panic disorder increase the risk of cardiovascular diseases in diabetics?: A nationwide population-based study. Journal of Affective Disorders. 2023;325:604-610.
64. Yoon Sung-Hoon, Kim Young-Chan, Seo Ho Jun, Um Yoo Hyun. Association Between Hypnotics and Dementia: A Mini Narrative Review. Psychiatry Investigation. 2024;21(5):457-463

65. Lee Minbi, Oh Jihye, Um Yoo Hyun, Hong Seung Chul. Obstructive Sleep Apnea and Medical Comorbidities in the Asian Population: Evidence From a Nationwide Healthcare System Data in South Korea. Psychiatry Investigation. 2024;21(9):987-993.
66. Chaeyoung Song, Jihye Oh, Young-Chan Kim, Yoo-Hyun Um, Tae-Won Kim, Ho-Jun Seo, Jong-Hyun Jeong, Seung-Chul Hong. Obstructive Sleep Apnea and α-Synucleinopathies: Nationwide Analysis From South Korea's Healthcare Database. Sleep Med Res. 2024;15(2):124-129.
67. Kim YC, Um YH, Yoon SH, Kim TW, Seo HJ, Jeong JH, Hong SC, Um YH. Association between weekend catch-up sleep and the risk of prediabetes and diabetes: A cross-sectional study using KNHANES. J Psychosom Res. 2024;179:111618.
68. Yoon SH, Oh J, Um YH, Seo HJ, Hong SC, Kim TW, Jeong JH. Differences in electroencephalography power and asymmetry at frontal region in young adults with attention-deficit/hyperactivity disorder: A quantitative electroencephalography study. Clin Psychopharmacol Neurosci. 2024;22(3):431-441.
69. Seung-Chul Hong, Suhyung Kim. Opinion about narcolepsy and disability diagnosis. Sleep Med Res. 2024;15(3):137-138.
70. Sung Hoon Yoon, Young-Chan Kim, Ho Jun Seo, Tae Won Kim, Jong-Hyun Jeong, Yoo Hyun Um, Seung Chul Hong. Exploring the intersection of narcolepsy and attention deficit hyperactivity disorder: Similarities, differences and clinical implications. Sleep Med Res. 2024;15(1):6-11.

나는 왜 졸릴까?

1판 1쇄 인쇄 | 2025년 4월 25일
1판 1쇄 발행 | 2025년 5월 9일

지 은 이 홍승철, 김예영
발 행 인 장주연
출판기획 이성재
책임편집 배진수
마 케 팅 박예진
표지디자인 김재욱
편집디자인 주은미
일러스트 신윤지
발 행 처 군자출판사(주)
등록 제4-139호(1991.6.24)
(10881) 파주출판단지 경기도 파주시 회동길 338(서패동 474-1)
Tel. (031)943-1888 Fax. (031)955-9545
홈페이지 | www.koonja.co.kr

© 2025년, 나는 왜 졸릴까? / 군자출판사(주)
본서는 저자와의 계약에 의해 군자출판사에서 발행합니다.
본서의 내용 일부 혹은 전부를 무단으로 복제하는 것은 법으로 금지되어 있습니다.

* 파본은 교환하여 드립니다.
* 검인은 저자와의 합의하에 생략합니다.

ISBN 979-11-7068-252-3
정가 20,000원